統合医療の哲学

ジャングルカンファレンス　理論編

小池弘人　著

推薦文

京都大学大学院医学研究科脳病態生理学講座（精神医学）教授
村井俊哉

著者の小池さんから、本書の内容の土台となる3編の論文を送っていただいたのは、昨年の秋のことだったが、以下はその時の私の返信からの抜粋である。

1．ガミーの多元主義の意義を極めて的確に評価いただき、とてもとても嬉しいです！

2．「統合医療」は、たしかに精神医学と並んで、多元主義が威力を発揮しそうな分野ですね。

3．私自身も、リチャード・ローティの思想には兼ねてから共鳴していました（反本質主義、反基礎づけ主義など）。多元主義からローティへの接続は、ガミーは述べていなかったと思いますが、そこをやっていただき、嬉しいことです。

これだけ関心が近い先生から連絡をいただき、嬉しい限りです。まだまだお話ししたいこともありますが、いずれ、お話しできる機会ができればよいですね。

そして、先日はとうとう小池さんとの直接の議論の機会に恵まれた。これほど、意気投合できる人は、私の専門領域の精神医学の中にもいないのでは、と思うほど、私たちの「思うところ」は重なり合っていた。小池さんは一般医学において、私は精神医学において、そのあるべきパラダイムを考えてきたのであるが、分野が違いながら、これだけ近いところに考えが収束するのは、驚くべきことである。

是非、多くの読者に論旨明快で、チャレンジングで、かつ実践的なこの著書を読んでいただきたい。実は私は「統合」という大上段な言葉に懐疑的であり、精神医学においても「統合的精神医学」ではなく「多元的精神医学」を主張しているのであるが、小池さんの言う意味での統合医療であれば大賛成で、「統合的精神医療」という言葉を使ってみてもよいかなと思っている。

目次

はじめに

思い起こせば十代後半、医学部に入って始めた合気道を縁に、鍼灸をはじめとした様々な治療家の先生方と出会った。そこから始まる出会いの中で、鍼灸・漢方・気功といった東洋医学を中心に、いわゆる代替医療を学ぶ機会を得た。医師となってからは、内科系の修練をしながら、紆余曲折を経て三十代後半で、統合医療を看板に開業することになった。と、このように書けば聞こえも良いが、当時も今も、通常、一般の方々は「統合医療」という語になじみがない。これは同業の医療職においても同様である。何とか認知してもらおうと、『統合医療の考え方活かし方』などを著すものの、代替医療との区別すらつかない状況に変わりはなかった。

個人での開業に伴って、大きく情報源が減少した自分としては、自らの施設内で小さなカンファレンスを開催することが、そうした状況への唯一の処方箋であった。幸いにもこのカンファレンスは7年ほど経過したあたりから次第にその規模を拡大し、今では毎回四十名以上の参加者を数える「ジャングルカンファレンス」へと成長した。振り返ってみるとまさに自らの統合医療への取り組みそのものが、この「ジャングルカンファレンス」

に始まり、そして帰結するものといっても過言ではない。

そこで、今なお混迷する統合医療について改めて思いを巡らし、自らの取り組みと、統合医療とはいったい何なのか、といった問に真正面から取り組むべく、その根本を哲学に求めた。統合医療という概念と格闘すべく、独学で哲学書を渉猟するところから始め、その後、臨床の傍ら大学院で哲学の指導を受けた。本書は未だ心もとないまでも、いわばその格闘の成果である。

わが師の一人、アンドルー・ワイルも自らの統合医療プログラムのはじめに、哲学的基礎の項目を置いた。プログラム在籍当時は、その内容を追うことに精一杯であったが、本書によって彼の掲げる基礎とは少し趣が異なるが、独自なものを世に問えたことをわずかながら満足している。統合医療クリニックとして開業十年間の中で考え続けた現段階での結論を、出来る限り理論的に記述した。

筆者の力量不足から、読みにくい点も多々あろうが、誤解の多い統合医療という概念を出来る限り正確に記載しようと試みた結果とご理解いただきたい。読者諸賢の統合医療への思いと併せながら、お読みいただければ幸甚である。

第1章　代替医療

第1節　代替医療の成り立ち

1. 代替医療とは何か

これから「統合医療」という医療体系について論じていこうと思う。

そこでまず、統合医療という概念が問題になるわけだが、それは端的に述べれば、現代医療と代替医療の統合された第三の医療体系といえよう。

ここでいう「現代医療」とは、文字通り現代で通常用いられている、西洋由来の近代医療を指す。つまり、近代科学を基盤とし、法制度システムに組み込まれている西洋医療を近代医療と称し、その現代における実際の在り方をここでは現代医療と称する。これは制度的な正統／非正統の軸でとらえれば正統ということになり、西洋／東洋という発生した地域を考慮すれば、西洋というカテゴリーに分類されることになる。また実際の医の行為を中心に論ずる場合は「医療」、学問としての体系を論ずる場合は「医学」、として以後本書においては使い分けていくことにしたい。

これに対して代替医療とは、その意味するところは様々で、識者によっても見解が異なるが、広く近代医療以外の医学・医療体系の総称といってよいだろう。

代替医療はそもそも、非正統的医療であり、ヨーロッパを中心とした呼称である補完医療(Complementary Medicine)と、アメリカを中心とした呼称である代替医療(Alternative Medicine)、というように別々の呼ばれ方をしていたが、後にあわせてCAM(Complementary and Alternative Medicine)とも称されるようになった。ちなみに原意としては、Complementary Medicine の場合、現代医療を相補・補完するものという協働的な意味合いが強いのに対し、Alternative Medicine は、取って代わる、乗り越えるというような対抗的な意味を持つので、かつては一部で意図的に使い分けがなされたこともあったが、現在、日本ではあまりこうした用語の使い分けをすることはなくなっている。そのため本書では、国内の学会ならびに出版物において、最も多く人口に膾炙される「代替医療」の名称を主に用いることにする。なお、アメリカにおいては国立の研究施設の名称が、二〇一四年に国立補完代替医療センター（NCCAM）から米国国立補完統合衛生センター（NCCIH）へと変更され、その名称から「代替」を意味するAlternativeが除かれた。これは正統医療に対して、こうした医療の「補完」としての意味合いを、これまで以上に強調する風潮になりつつあることが影響しているといえよう。

そもそも現代医療と代替医療を統合して扱うということは、いわゆる正統と非正統を問わず、医療そのものを幅広く扱うということでもある。

そして現代医療の抱える様々な問題の中でも、代替医療とどのように折り合いをつけていくかという問題は、患者にとっての自己責任や医療の選択の自由、さらには健康維持といった諸問題と相俟って、その解決は容易ではない。それは、通常の現代科学をベースとしたいわば正統である現代医療に対して、代替医療の有する異端的（非科学的）とも言える特殊性に起因するためといってよい。

たとえば、がんや難病の治療において、現代医療からいわば匙を投げられた患者が、代替医療を選択、併用することの問題も後を絶たない。今や万能細胞を手にするまで、科学技術の進展の栄誉を受けた現代医療であるにも関わらず、依然として非科学とまで揶揄されるものの影響を脱しえないのは何故だろうか。答えは、その非科学的でさえあるその特殊性に起因するものによるといえる。詳細は本章の第2節において、六つの特徴として述べたい。

それでは統合医療についての議論の前段として、統合医療を構成し、そこに問題を投げかけている代替医療というものに関して、その全体像を概観するところから始めていこう。

2. 欧米における代替医療

そもそも医療は、はじめから一つの体系が存在するのではなく、地域や民族により、その体系を異にしながら、多元的に存在していた。それがやがて制度の発生により正統と非正統へと分化することになる。

こうしたモデルの典型であるヨーロッパ社会においては、医療の制度化以前からの多くの伝統医療は、法的規制が寛容であったこともあり、正統的医療と棲み分ける形で存在してきた。それゆえ、共存するために、近代医療の不足する部分を補おうという形で、非正統的医療が求められてきたことから、補完医療と称された。但し、ヨーロッパにおいて補完医療が寛容だといっても、近代医療の病院内で医師が行うことは原則として認められず、また、すべてに医療保険が適用されるわけでもない（佐藤　2015, p. 189）。しかし一方では、国を超えた連携による補完医療の研究も盛んに行われている。具体例としては一九九二年から一九九八年にかけて、スイスを中心にデンマーク・ドイツ・イタリア・スペイン・イギリスなど十か国による補完・代替医療の包括的研究プログラムであるCOSTプロジェクト３４が実施されている（今西　2008, pp. 36-7）。

一方、アメリカにおける非正統的医療は、一九六〇年代末からの西海岸を中心としたカウンターカルチャー運動が本格的な開始とされる。これまで制限・排除されていた非正統的医療は、エコロジーやヘルシズム（健康至上主義）とともに広がり、患者たちの人権運動がさらにこれを後押しした。ちなみにヘルシズムとは、自分にとって一番大切なものが健康・生命であり、健康は充実した生活を実現するための手段であるというよりも、それ自体が最優先で考えなければならない目的である、というような極端な考えをいう（黒田　2015, pp. 249-52）。

こうした人権運動は、医療を患者が自由に選べるようにするため、それまで州法として成立していた非正統的医療の禁止規制を、憲法違反として無効にした。これによりアメリカではこうした医療が大きく広がったといわれる。このような経緯からアメリカにおいては、非正統的医療に対して「代替医療（alternative medicine）」と呼ばれるようになったのである（佐藤　2015, pp. 186-9）。

アメリカにおける非正統医学には、ヨーロッパのようにギリシア医学から連綿と継承されてきた場合と異なり、一つの特徴がある。それは、宗教的、霊的な観念との強いつながりである。具体的にはプロテスタンティズム、スウェーデンボルグ主義、メスメリズムがこれにあたるとされる。これらにより人間の幸福や健康が、高次の力やエネルギーと関連するという考えが形成されたのである（フラー　1992, pp. 12-26）。付言するとスウェーデンボルグ主義を唱えたエマヌエル・スウェーデンボルグ（Emanuel Swedenborg, 1688-1772）は、グノーシス主義的な筋立てのもと、神秘的な夢想状態で完璧な霊感を与えられたと主張し、魂には無限に発展する能力があるとした人物である。彼の言説は、ヘンリー・ジェイムズ（Henry James, 1843-1916）や、プラグマティズムとの関連で後述するウィリアム・ジェイムズ（William James, 1842-1910）などの知識層に大きな影響を与えたとされる（フラー　1992, pp. 92-4）。またメスメリズムを展開したフランツ・アントン・メスマー（Franz Anton Mesmer, 1734-1815）は、物質的宇宙に充満する動物磁気という目に見えない流動体を発見したと主張し、すべての病気はこの供給の乱れによると主張した人物である（フラー　1992, pp. 74-5）。

こうした流れからスピリチュアリティまでをも一貫して扱おうとする医療体系が志向され、ホリスティック医療の形成を経由して、統合医療という概念が生まれてくることになる。

統合医療への動きの大きな契機となったのは、アメリカにおける代替医療再評価の機運である。かつては我が国同様、代替医療への不信は強かったが、一九九二年に米国国立衛生研究所（NIH）に代替医療事務局（OAM）が設立され、一九九三年ハーバード大学のアイゼンバーグらにより、米国民の代替医療の調査報告が“New England Journal of Medicine”に発表されると状況は一変した。

この報告により当時、米国民の33．8％が何らかの代替医療を利用していたことが明らかになった（Eisenberg et al. 1993, pp. 246-52）。また一九九七年の調査の続報では、その利用率が42．1％へ上昇し、現代医学の医師ならびに行政に多大な衝撃を与えた

(Eisenberg et al. 1998, pp. 1569-75)。これらの報告をうけ、一九九九年 OAM は格上げされ、国立補完代替医療センター（NCCAM）が設立され、国家レベルでのさらなる研究が展開され、二〇一四年一二月から米国国立補完統合衛生センター（NCCIH）へと名称変更された。

こうして代替医療の再評価の機運が高まったアメリカでは、統合医療が盛んになっていくことになる。こうした事情は我が国とは異なり、そもそもアメリカには国民皆保険制度がないために、混合診療という制度の問題もなく、個人の自由に基づいて医療が展開されることに起因している。後述するように統合医療の問題は、多分にその制度をめぐる問題であるということの証左である。

3. 日本における代替医療

それでは次に、日本における動向を見ていくことにする。わが国における近代医療の展開の特徴は、明治政府の医制による急速な医療の西洋化である。その内実は短期間での医療の制度化ならびに西洋医学の移植であり、特に制度的医療の定着がその主な目的であったとされる。それは、従来の漢方医のほとんどを制度的医療の中にとりこみ、正規の医師資格を認めていったことからも明らかである（佐藤　2015, pp. 190-2）。その意味では、現場における西洋医学と東洋医学といったイデオロギー的対立は、時の為政者たる明治政府にとっては副次的なものに過ぎなかったことになる。

こうした中で漢方医学は結果として存続し、同様に人々の間に深く普及していた「鍼灸」「按摩」「柔道整復」といった職種も、制限された医療専門職という形で制度内にとりこまれていった。さらには、カイロプラクティックなどの海外からの非正統的医療も、「営業」の位置づけで都道府県行政にくみこまれていった（佐藤　2015, pp. 192-6）。つまり政府としては、医療の制度化を押し進めることを意図しながらも、その従来の医療の禁止や排除ができず、一部で排除を行いつつも、結局は許容しながら現在に至るのである。

このように日本においては、米国と事情が異なり、代替医療の思想的側面よりも、医療としての制度的問題が、統合医療をめぐる問題の前面に出ている観が強い。それは今日でも、混合診療をめぐる問題などを引き起こしている。

医療の展開を歴史的に見ていくと、その背景で常に声高に主張される「科学VS非科学」

という問題は、多分に神学論争の様態を呈しており、それらの対立ならびに統合の困難さは、むしろ宗教的要因や社会的問題に起因することがほとんどともいえよう。

こうした統合の問題は追って詳細に議論することとして、次にこの代替医療と呼ばれるものの各論をみていくことにしたい。個々の療法を知ることから、そこに通底する共通点を探り、現代医療と共存するにあたって、この代替医療をめぐる問題の核心を考えていこう。

第2節　代替医療各論

本節では、代替医療の各論を述べていくことにする。ここでは代替医療全体を、便宜的に米国国立補完代替医療センターの提示している分類に従って、以下のように分けた。

（1）代替医療システム（Alternative medical systems）

（2）心身療法（Mind-Body interventions）
（3）生物学的治療法（Biologically based therapies）
（4）徒手療法や身体を介する療法（Manipulative and body-based methods）
（5）エネルギー療法（Energy therapies）

この分類をもとに個々の代替医療の詳細を概観していく。

1. 代替医療システム

代替医療システムとは、伝統医学を中心に、独自で完全な理論体系と実践体系を有するものを指す。中国伝統医学、アーユルヴェーダ、ユナニ医学、チベット医学等の伝統医学に加え、西洋の自然療法もここに分類される。

ここでは、現在でも実質的に世界の保健・医療を担っている代表的な伝統医学を見ていくことにする。まずはその全体像から概観してみよう。

一般に伝統医学という場合、近世以前から用いられていた医療体系で、独自の生理体系・病理体系を有した医療を指す。具体的には中国伝統医学、インドの伝統医学であるアーユルヴェーダ、アラビアの伝統医学であるユナニ医学といった三大伝統医学をさすことが多く、そこにチベット医学を入れて四大伝統医学と称することもある。

これらの医学体系は、決して過去の遺物ではなく、現在も世界中の多くの人たちの健康を守る具体的な方法であり、世界保健機構（WHO）でも一九七八年アルマ・アタ宣言にてプライマリー・ヘルス・ケアの理念を打ち出す中で、伝統医学の重要性を提言している（小池　2011, pp. 28-31）。

伝統医学は、各々が独自の理論をもった独立した医学であるが、同時に共通点も多く有する。例えば生体を考えるにあたり、どのような要素から成り立っているのか、という点である。

代表的なところでは、わが国の漢方医学（和漢）において身体は気・血・水の三要素からなるとされている。また、中国医学では、気・血・津液となる。このうち現代医学から理解されにくい概念が、気であり、伝統医学が生気論であるといわれるゆえんである。そしてこの気に類似する概念こそが、洋の東西を問わず、伝統医学に共通する概念ともいえる。同様の概念としては、インド伝統医学であるアーユルヴェーダでは「プラーナ」、ホメオパシーなどの西洋代替医学の分野では「バイタルフォース」といった用語で表されるものが挙げられる。つまり伝統医学は、生命の根本に何らかのエネルギーを想定しており、病気の根本原因を病原菌や遺伝子異常等に求めようとする現代医療と大きく異なるのである。

また伝統医学は、代替医療の中でも地域性、歴史性ともにその占める地位は高く、統合医療として統合された後にも影響は大である。

(1) 中国伝統医学と漢方医学

中国伝統医学は、中国発祥の現在に至る伝統医学であり、東アジア全般においてそれぞれの土地に適応する形で展開し、韓国では「韓医学」、日本では「漢方医学（和漢）」となって今日に至る。したがって中国伝統医学と漢方医学とは、厳密には同一のものではないが、用語など共通点も多分にある親戚のような関係にある。

現在、中国では中国伝統医学を西洋医学と区別する意味で「中医学」と呼んでおり、世界的にもTCM（Traditional Chinese Medicine）として普及しており、わが国の漢方医学と比べると、世界標準の伝統医学といえる。中医学は、日本の漢方医学とは、その診断治療システムにおいて大きな相違点がある。それは、日本の漢方では「方証相対」という診断と治療が一体となる方式がとられることが多いのに対し、中医学では「弁証論治」という伝統医学的な診断である弁証がなされ、その方針に基づいて治療がなされる。つまり処方薬決定のシステムが、日本の漢方ではブラックボックスとしていわゆる「暗黙知」化しているのに対し、中医学では形式上、弁証に基づいて論理的に決定されうるのである。しかし一方で、両者の理論や用語の概略に関してはおおむね共通する面を有するのである。

中医学の基本的な考え方としては、陰陽・五行論を形而上学的な基礎理論として、気が経絡をルートに、五臓六腑を巡る、というのが基本的な生理観である。そして、臨床実践の方法論として漢方・鍼灸・気功やマッサージ（推拿）などを用いて、気のバランス回復をはかろうとする医学体系である（酒谷　2007, pp. 22-7）。

（2）インドの伝統医学・アーユルヴェーダ

インド伝統医学であるアーユルヴェーダは、アーユス（生命）とヴェーダ（科学・真理）の合成語で、「生命科学」とも訳せるものである。伝統医学のなかでは最古の部類といえ、その起源は古く、一説では紀元前三〇〜四〇世紀頃までさかのぼるといわれる。

アーユルヴェーダは、生体における様々な反応を、三つの要素「トリ・ドーシャ」で説明する。トリ・ドーシャは、風のエネルギーであるヴァータ、火のエネルギーであるピッタ、そして水のエネルギーであるカファ、の3種類に分類される。そしてこれらの三つの要素は、宇宙の五元素である空、風、火、水、地が組み合わさることで成り立っていると考えられている。つまり、ヴァータは、空と風により成り、運動・循環・蠕動のエネルギーにあたり、ピッタは、火と水により成り、変換・消化・代謝のエネルギーとされ、カファは、水と土により成り、結合・分泌・構造維持のエネルギーと考えられている。そしてこれらのバランスが健康状態を左右するとされる（上馬場　2007, pp. 28-34）。

（3）アラビアの伝統医学・ユナニ医学

ユナニ医学という言葉は「ギリシャ風の医学」を意味し、ヒポクラテスやガレノスに代表されるギリシャ医学を基本に、アーユルヴェーダやメソポタミアの医学などを包括したアラビアにおける伝統医学である。イスラム世界に形成されたことから、その精神的側面は、イスラム教により補完されている、とされる。今日でも現役で、イスラム世界の健康を担う重要な医学体系であり、ユナニ医学を教育する医科大学もある。

ユナニ医学の生理としては、血液、粘液、黄胆汁、黒胆汁の四体液が基本となる。この四つのバランスがとれていれば、健康ということになる。

歴史的にも、ユナニ医学は今日の現代医学にとって重要な役割があり、古代ギリシャの医学知識を、中世ヨーロッパの伝統医学へと継承し、現代西洋医学へとつなげるものである。ギリシャ医学がイスラム諸国に入り、ラーゼス（Rhazes, 865-925）やイブン・スィーナ（Avicenna, 980-1037）という名医たちにより、独自に体系化され、ユナニ医学は形成された。イブン・スィーナによる『医学典範』はその集大成とされ、一七世紀に至るまでヨーロッパの医学校で教科書として使用されていた（上馬場 2007, pp. 36-41）。

そうした意味では、このユナニ医学は、アーユルヴェーダやメソポタミアの医療をヨーロッパへと継承した点では、今日の統合医療の源流と考えていいのかもしれない。

（4）チベット医学

チベット医学は、アーユルヴェーダの概念に基づいて、中国医学的な薬草・鍼灸も併用する、これまでの伝統医学の中では最も新しい部類である。つまり、チベットという地理的な影響により、中国伝統医学、アーユルヴェーダ、ギリシャ医学（ユナニ医学）が、チベット仏教を精神的基盤として統合されたものであり、その歴史は7世紀ごろにさかのぼることができ、その担い手は主に僧侶であった。

チベット医学は、アーユルヴェーダ同様、三つの要素であるルン、チーパ、ベーケンを基本とし、それらのバランスが取れた状態を健康と考える。ルンはアーユルヴェーダのヴァータに相当し、チーパはピッタ、ベーケンはカファに相当し、病気はこの三つの要素の失調と、生活や環境の乱れによって生じると考えられ、理論的にもアーユルヴェーダと極めて類似したものである。

しかし使用する生薬は、アーユルヴェーダの生薬も用いるが、七割以上をチベット産の生薬を用いており、身土不二を根底の思想とするアーユルヴェーダが、山岳地域であるチベットに独自の形で根付いたものと考えてもいいだろう（小松　2007, pp. 42-8）。

以上が、主な伝統医学の概要であるが、世界的な規模で統合医療を考えるとき、こうした伝統医学といわゆる現代医療との折り合いのつけ方が、最も大きな問題となってくる。特に開発途上国においては、隅々まで我々の考える現代医療を普及させることは、経済的に困難であるばかりか、文化面を含めて様々な問題を生み出す可能性がある。

それへの方策としては、両者の理想的な配分の比率など、各国の政治や経済の事情を十分踏まえて対処されることが望まれる。そのためにも、各医療体系の有する独自の生体観を理解するということは、問題解決の基礎として、今後ますます重要視されてくるであろう。

通常の科学理論とは全く異なる体系を有する伝統医学であるが、実質的には世界の保健・医療に関して欠かすことのできない存在でもある。こうした異なる体系をどのように合わせていくかという問題は、形而上的な問題のみならず、きわめて実践的かつ現実的な問題なのである。

2. 心身療法

心身療法とは、心身相関の理論に基づき心理面からの働きかけにより、身体機能や各種症状に介入しようとする技法群である。ここには、催眠療法や瞑想、バイオフィードバック、芸術療法、音楽療法、アロマセラピーなども含まれる。これらは現代医療のカテゴリーとして、心療内科やリハビリテーションなどで用いられているものも少なくない。

日本では、アメリカと異なり心身相関的技法は、心療内科・精神科における診療に保険診療として一部取り込まれている。そのためこれらは代替医療の枠に分類すべきではないとする一部識者による意見もある。

心療内科において用いられている代表的な心身相関的な療法としては、自律訓練法、認知行動療法、交流分析、作業療法、音楽療法、絶食療法、東洋的療法が挙げられる。ここでいう東洋的療法とは、森田療法、内観療法、鍼灸療法、ヨーガ療法、禅的療法、気功法等の総称であり、実に幅広いものである（中井　2007, pp. 170-4）。これらを見ていくと、心療内科を創始した池見酉次郎が、多分に今日の統合医療的な発想を有していたことがうかがわれる。

3. 生物学的治療法

生物学的治療法とは、ハーブやビタミンCなどの抗酸化剤を用いたもの、EDTA（エチレンジアミン四酢酸）を用いたキレーション療法やオゾン療法など、生物学を中心とした科学的知見により説明可能な療法群をいう。基本的発想としては現代西洋医学そのものといってよい。

このカテゴリーには、食事療法やサプリメント等も含まれるため、理論的には現代西洋医学の範疇で理解することが可能であるものの、現代医学の側としては、いわゆる正統医学として捉えるというコンセンサスには、まだ至っていないものといえる。ある意味で、正統医学への予備軍的存在でもあるし、また先端医療ともいえるわけである。統合医療というものを、通常医療と先端医療との統合としてとらえる識者がいるのは、こうした事情にもよると考えられる。また代替医療の科学的評価にあたっては、最も評価しやすい療法群といえるだろう。

またこのカテゴリーでは、がん治療における補完的な役割をも有するビタミンC大量点滴療法や、先端医療における生活習慣病や未病対策の解毒（デトックス）として脚光を浴びているキレーション療法など、自由診療領域で注目されているものも少なくない。

これらを後押しするのは、豊富な科学的データであり、他の代替医療と比較すると、その科学的な説得力は極めて強い。これは、まさに説明原理たる科学的（生物学的）理論を共有していることに他ならない。また、そうしたデータの蓄積により、保険収載などをふくめ今後、正統たる現代医療として組み込まれていく可能性もあるものである。

4. 徒手療法や身体を介する療法

治療者が自らの手によって、直接的に患者の身体にアプローチする医療を、徒手療法と呼ぶ。これには、わが国で歴史的になじみのある指圧・按摩から、マッサージ、カイロプラクティックなど実に幅広い。以下、代表的なものについて述べていく。

（1）マッサージ・按摩・指圧

「手」を用いた療法の総称である徒手技法として、最も世界的に知られているものとしては、マッサージであろう。その発祥は古く、ギリシャ医学までさかのぼることができる。アメリカにおいて、スウェーデン人のP．H．リング（Per Henrik Ling, 1776-1839）により、独自にスウェーデン式マッサージが創出され、彼により「マッサージ」という言葉がはじめて用いられたとされる（野口　2007, pp. 84-9）。わが国では、最近はこうしたマッサージに加え、各種整体、リフレクソロジーや、タイ式マッサージ等のアジア諸国のマッサージなど、その種類も多く、一般には非常に利用しやすい代替医療である。

按摩は、中国伝統医学に由来し、わが国には奈良時代に伝来しており、その後、江戸時代を通して、経絡にもとづく治療形態として確立した。明治時代になって西洋からマッサージ書を翻訳する際、「西洋按摩」という言葉が用いられたが、その技法にはいくつかの特徴的な違いがある。按摩が遠心性（体幹部から四肢へ）に行われるのに対して、マッサージは求心性（四肢から体幹部へ）に行われる、という点などは特徴的である。

指圧は、按摩から発展したものといわれ、流派により方法は様々だが、その基本的には、経絡の上に位置する「ツボ」を指で押す、というものである。手軽なセルフケアとしてもやりやすいので、未病段階の多くの現代人には受け入れやすい代替医療といえる。歴史的な事情により、わが国では、按摩、マッサージとあわせて、一つの国家資格になっている（野口　2007, pp. 84-9）。

（2）オステオパシー

アメリカでは正統的医学であるオステオパシーは、医師であるA．T．スティル（Andrew Taylor Still, 1828-1917）によって創始された、神経筋骨格系の調整をめざした徒手療法である。わが国では、整骨という訳語が当てられることもあるが、整体や接骨との混同を避けるため、ここでは一般化している「オステオパシー」という用語で統一する。オステオパシーはアメリカでは医師と同等の教育プログラムを要求され、その地位はほぼ同等といわれる。

オステオパシーの技法は、マニピュレーションと呼ばれ、たくさんの技法を有する。これらにより、独自の視点で身体構造上の問題を改善し、血液やリンパなどの流れを改善することにより、病気を治そうとする医学体系である（高木　2007, pp. 96-100）。

（3）カイロプラクティック

アメリカで確立されたもう一つの徒手療法として名高いのが、カイロプラクティックである。一八九〇年代にアイオワ州の治療家D．D．パーマー（Daniel David Palmer,

1845-1913）によって創始された、脊椎にアプローチする手技を用いた徒手療法である。アメリカで用いられる代替医療の中でも最も普及しているものの一つといわれる。

カイロプラクティックでは、関節障害のサブラクセーション（機能障害）を取り除くことが目的とされ、肩こり、腰背部痛、といった整形外科領域を主な対象にしている体系である。中枢神経系を重要視し、脊椎にズレがあると、身体に病気や障害を生じると考え、脊椎のゆがみ矯正を行うのが特徴である（竹谷内　2007, pp. 90-5）。

先に紹介したオステオパシーも、当初は脊椎に対するアプローチを中心に行っていた時期もあり、二つの徒手療法には大枠では類似点も多い。しかし、この両者の決定的な違いは、技法的な相違もさることながら、アメリカにおいて、代替医療か否かという点である。つまりアメリカでは、オステオパシーは通常医療として扱われるのに対し、カイロプラクティックは公的医療保険であるメディケアの適用になるものの、代替医療のカテゴリーに分類されることになる。しかしわが国ではともに代替医療の枠内であり、国による制度の違いが明確になる療法である。

5. エネルギー療法

何らかの見えない力、何らかのエネルギーによる治療法を、エネルギー療法と総称する。この療法の歴史は、古代における自然の磁石による治療や、手かざしによる癒しに遡れるが、その代表とされるものが、動物磁気を用いたフランツ・アントン・メスマーによるメスメリズムである。メスマーは、アメリカにおける代替医療発展の思想的源流ともいえる人物である（オシュマン　2004, pp. 5-8）。

ここで用いられるエネルギーという語の意味するところは、文字通りエネルギー全般であるから、広い意味で物理エネルギーとしてとらえれば、当然、磁気療法や放射線療法といった現代医療のカテゴリーにあるものも、ここに分類しうる。しかし、代替医療の領域においては、通常、微細エネルギーと称される現代科学では特定されないものをも、ここに分類することが多いので、主にそうしたエネルギーによる療法として考えていくことにする。

こうしたエネルギーは、一部、物理現象としてとらえることは可能であるものの、必ずしも何らかの物理的実体としてとらえられているわけではない。換言すれば、生気論的な意味合いをもつ要素も多分に含まれているのである。これらは、波動や生体エネルギーとも称され、中国医学の「気」、アーユルヴェーダの「プラーナ」をはじめ、伝統医学の諸概念の根本と共通すると考えられている。さらには、アメリカの看護師の多くになじみのあるセラピューティック・タッチや、スピリチュアルケアとしての祈り、ヨーロッパの代替医療の代表ともいえるホメオパシーなどもこの概念に分類しうる（オシュマン 2004）。

6. 代替医療の特徴

それでは、これまでの代替医療の全体像をとらえたとき、その特徴を六つにまとめることができる（小池　2011, pp. 90-4）。そもそも代替医療は現代医療と異なり、科学理論のように、統一された理論によって形成されてきたわけではない。

代替医療の全体像を俯瞰する目的で、それらの特徴を見ていくことにしよう。

（1）バランスで考える

これは、漢方など伝統医学に顕著に見られる特徴である。つまり、病因を敵対視するのではなく、自らの身体のバランスを整えることにより自然治癒力を引き出そうという発想で、漢方では陰陽や、寒熱、虚実などのバランスを取ろうというものである。

病因を特定するのではなく、ゆがみ、ひずみを是正しようという姿勢でもある。病気の起こるシステムを、細菌や癌を敵対視する、善悪を分ける、というような考え方ではなく、あくまでも体内のバランスの悪さから考えようとするものである。

（2）小さな刺激で自然治癒力を引き出す

これは一般に鍼灸やホメオパシーにおいて、顕著にみられる特徴である。原因となるものそれ自体の作用というより、呼び水としての効果をもたらすもので、代替医療ではないが、予防接種などもこうした概念に属するといえる。

また漢方では、生薬を大量に用いる煎じ薬に対して、丸薬は相対的に少量であり、これも自然治癒力の引き出すことが目的と考えられている。

(3) 大きな刺激で自然治癒力をサポートする

(2)とは逆に比較的大きな刺激で、漢方やハーブの薬理作用そのものによる影響である。つまり、自然治癒力というものを引き出すというよりは、生薬などの薬物そのものの作用であり、科学的検証にのりやすい。それゆえに科学的説明もつけやすく、研究もしやすいため、多くの利用者を獲得しやすい。ビタミン・ミネラルなど栄養成分もここに分類できる。

(4) 個々によって異なるオーダーメード

漢方やホメオパシーなど代表的な代替医療は、現代医療的な病名によってではなく、その人の体格、体質、時には性格によって処方が変わる。まさに個人によって処方が全く異なるのである。代替医療のキーワードが個別性であることからも、オーダーメードの重要性がうかがわれる。

これと対照的なのが、健康食品であり、商品として売られるという性質上、人の性質によらず、病名や状態に応じて一律に用いられる。常に同じ方法で対応するという点では、風邪をひいたらネギやショウガを食べるというような民間における単発の療法も同様の発想といえよう。

（5）語りを重視する

傾聴することの重要性は、現代医療においても共通するが、一般に現代医療の医師は多忙とされ、十分な傾聴がなされず、患者側に不満が残ることが多い。加えて、診断が検査データに依存するため、話の内容や訴えよりも、データ重視になる傾向がある。これらは医師の資質として議論されることが多いが、各々の医療の根本的システムの問題としても見逃せない。一方で、代替医療では、検査データを用いることは少ないので、自然と語りが重視されることになる。これは代替医療には心理療法的な機能をもつものが多いことからも明らかである。

（6） 各々の代替医療は矛盾することもある

代替医療は、それぞれ独自の理論によって成り立っており、他の体系との整合性は取れていない。特に食養の分野では、ある療法では冷やすものが、別の療法では温めるものになっていたり、ある療法では食べてはいけないとされるものが、別の療法では推奨されていたり、と相互に矛盾することも珍しくない。玄米菜食で代表的な二木式と桜沢式がその代表といえよう。二木式と桜沢式はともに玄米を食べ、白砂糖を避けることは共通するが、前者では生野菜や果物を摂り塩は薄めであるのに対し、後者は煮たり炒めたりした野菜を推奨し生野菜や果物を避け、塩はきつめといったように正反対の食事内容になるのである（甲野 1986, pp. 14-5）。これらは提唱者の体質の違いが影響していることが原因であるといわれるが、多くの人が戸惑いを感じる点でもある。それゆえにこうした点をもって合理的ではないとして、代替医療批判が展開されることもある。

以上、六つの特徴から代替医療を概観してみたが、あらためて多様な価値観をベースにした代替医療の評価の困難さを実感する。これが非科学と揶揄される一因ともなるが、一方で、正統医学にはない様々な特色がその魅力にもなっているといえよう。そしてそれは、現代医療との間で均衡を取ろうとする統合医療の実践の困難さにもまたつながるのである。

多様な選択肢と、多彩な特色、一見して統合医療というものを評価する方法論が、従来の科学的検証によっては容易ではないことも理解される。

第3節　代替医療への批判

1. サイモン・シンによる批判

代替医療の特徴をあらためて見てみると、現代医療との隔たり、ならびにその非科学性が鮮明になる。つまり、そこには本質というようなものはなく、多分に相対的な要素が強い。それゆえ現代医療側からは当然、その性質に関して、ないしはその存在そのものへの批判がなされる。

代替医療に関する基礎的知識を欠いた、偏見にもとづく批判に関しては、そのほとんどが利権ないしはナイーブな感情論によることがほとんどであるので、ここであらためて述べるまでもない。しかし一方で、説得力のある本質をついた批判があることもまた事実である。

そうした批判の中で、代表的といってもよいものが、サイモン・シン（Simon Singh, 1967-）とエツァート・エルンスト（Edzard Ernst, 1948-）による『代替医療解剖（原題 Trick or Treatment ?）』である。これは主に統計的なデータを用いて、鍼灸、ホメオパシー、カイロプラクティックといった各種代替医療を評価していくという内容であり、統計学という科学的方法によって真理へと近づくことができるという思想が通底している。

これまで臨床場面において、効果があればそれでよしとして科学的評価を十分行ってくることのなかった、代替医療側への批判であるとともに、その中でも比較的検証されることの多かった真摯な代替医療側への評価も、中立な立場で評価していこうとするものである。代替医療側のこれまでの検証に対する姿勢の不十分さという、いわば隙をついた内容で首肯できる点も多い。が、一方で壊血病などの医学史上の大きな問題をあざやかに統計学が解決した様子を描写したのちに、代替医療の評価に入るという、大きなバイアスのかかった構成であることもまた事実である。そこには明らかに蒙昧たる代替医療と科学的な正統医療、というナイーブな対立構図を前提にしている姿勢が見てとれる。

こうしたいわゆる科学的な批判に対して、代替医療側もその有効性を示すべく、様々な有効論を展開してきた。医療人類学者の佐藤純一によると、こうした有効論は以下の四つに類型化されるという（佐藤　2000, pp. 271-5）。

（1）近代医学的根拠での有効論：現段階で医学的根拠が十分でなくても（有効な検定方法がなくても）その発展の中で証明されてくるであろうという立場。

（2）得意病気・不得意病気棲み分け論的有効論：医学体系には得意・不得意な疾病があり、代替医療は慢性疾患やがんの末期状態などに有効であるとする立場。

（3）非近代医学的根拠での有効論：近代学的な概念から離れ、「神」「霊魂」「気」といったカテゴリーのもとに有効性を根拠づける立場。

（4）治療における新しい基準における有効論：代替医療は治すのではなく癒すことに重点があるという癒し有効論、もしくは病気と敵対しない共生論などの立場。

こうした有効論は本論においてもあてはまるものであり、多くの代替医療を語る場面でみかけるものである。ただこうした四つの有効論においても、じつはその背景に対照的に存在する、確固たる科学的な現代医学という前提がある。具体的には、絶対的な現代医療、相対的な代替医療、といった構図である。

このような批判の構図は、代替医療批判におけるあらゆる場面で見かけるが、現実の医療従事者からすると、それに対置される科学的とされる正統医療も、さほど厳密かつ合理的なものではない、という感覚をもつ。また新たな医療の流れによっても、こうしたことが指摘されるようになっている。

2. 根拠に基づく医療（EBM）からの反論

これまで広く行われてきた医師の意思決定アルゴリズムに対して、まさに合理的なメスを入れたのが、本来の「根拠に基づく医療（Evidence-based Medicine：EBM）」という流れであった。つまり、真に科学的ともいえる意思決定アルゴリズムが、医療の現場に実際に導入される前は、慣習や権威者の意見が大きくその決定プロセスに関与していた。これは当然、現在においても一定の価値を有するものであるが、それにもましてEBMという概念の登場により、大規模スタディを中心にしたいわゆるエビデンスとされる統計学的データが注目されるに至ったのである。これにより従来、常識とされていた事項に対しても、再評価のメスが入るようになった。そうした意味ではサイモン・シンのアプローチはその流れにのったものであり妥当である。

そもそもこのEBMの実践には、以下のような5つの段階（STEP）があるとされる（能登 2005, pp. 131-2)。

STEP 1：疑問の定式化
STEP 2：情報収集
STEP 3：情報の批判的吟味
STEP 4：情報の患者への適応
STEP 5：STEP1~4 の評価・フィードバック

STEP 1により臨床現場での疑問を定式化し、STEP 2でその疑問に従い情報（文献）を収集、STEP 3で情報の批判的吟味を行う。そしてSTEP 4において、STEP 3までで得られた情報を、実際の患者に適応することで、その患者の背景や意向、そして提供者である医療者の経験が加味され、実際の治療法が決定される。つまり、ある見解のもとに集められた情報を、個々の例に即して再検討を加えるのである。

統計学にもとづいた文献のデータは当然、多人数における事実ではあるが、それはそのままの形で個々の例に安易に適用すべきでないことは、EBM の立場からも指摘されているのである。つまり大規模臨床研究の結果であっても、そのまま個々の例に適応されないことは自明である。

つまりサイモン・シンの、多人数から得られた統計的データをもって、個々の例における決定的な指針とするのは問題があることになる。そこには、全体は部分に還元され、部分の集合は全体となる、というようなナイーブな要素還元論が背景をなしていることは明白である。それゆえに彼の主張は、多数へ向けた情報提供という意味では一定の妥当性は有するものの、個人における代替医療の存在意義そのものの否定にまで踏み込めるほどの強さはない。

しかし、完全なる正統医療に対して、統計学的な有意差があるのであれば、やはり、正統医療こそが唯一の方法として扱われるべきではないか、という主張も出てくるであろう。ではそこには、サイモン・シンが暗黙の裡に前提とした正統医学の科学性というものが、確固として存在しているのだろうか。

実はこの EBM という流れは、従来、正統とされていた医学へもある種の懐疑の目を向けるものでもある。かつての生活習慣病予防のためには血圧とコレステロールを下げれば良いといった安易な発想に対して、近年はその効果を疑問視せざるをえない報告も少なくない（名郷　2008, pp. 12-73）。また、過度の血圧やコレステロール低下の弊害や薬の副作用など安易な科学性や合理性の前提では解決しない問題も多い。

加えて、代替医療の有効性批判をするまでもなく、現代医療そのものにおいても、無作為にグループ割り付けをし、介入群と対照群の比較評価をする臨床試験である無作為化比較試験（Randomized Controlled Trial: RCT）に代表されるような、統計学的に有効な検定を受けず、いわゆる科学的証明をなされないまま施行されているものも少なくない。そしてその割合は90％以上にも及ぶといわれるのである（久繁　1998）。具体的には、風邪薬や解熱鎮痛剤の使用などが代表的であるが、それに限らず、臨床現場の様々な場面で用いられる薬剤や処置は厳密には前述したRCTを経ていない。また外科手術の評価もRCTを行うことができない代表例である。

つまり、確固たる科学的医療というものは、一種の医療におけるイデアではあるが、それだけに現実的なものではないのである。サイモン・シンが代替医療の不備をついた批判の背景にあるEBMという考え方は同時に、彼が絶対なものとして前提とする正統医学をも、その不備を指摘するものであったということになる。

その他にもこの問題は、統計という方法で結果が求められていることから、その研究資金をめぐる経済的問題や、論文発表という形式をとるがゆえのバイアスの影響も無視できない。その上、データ収集された時点での医療界におけるパラダイムも大きく影響してくる。

このように代替医療というものの扱いは、一筋縄ではいかない。しかし、医療は刻々と進行している。常に進行している状況下において、どのように対処すべきか、この混沌とした正統と非正統の関係をどのように扱っていくべきなのか。こうした問題意識の下に、両者のコーディネートを目指して、現実的対処として「統合医療」という概念が生まれることになる。

では、これまでみてきた代替医療をどのように考え、そこに分類される幾多の療法を具体的にどのようにして正統医療という枠と折り合いをつけていくのか。そうした必要性のもとに統合医療という概念を次章で見ていくことにする。

第1章のまとめ

統合医療とは、現代医療と代替医療の統合された第三の医療体系である。

統合医療への動きの大きな契機となったのは、アメリカにおける代替医療再評価の機運であり、一九九二年に代替医療事務局（OAM）が設立、一九九三年ハーバード大学から米国民の代替医療の調査報告がなされることで高まった。

代替医療は大きく（1）代替医療システム（2）心身療法（3）生物学的治療法（4）徒手療法や身体を介する療法（5）エネルギー療法、に分類される。

代替医療には（1）バランスで考える（2）小さな刺激で自然治癒力を引き出す（3）大きな刺激で自然治癒力をサポートする（4）個々によって異なるオーダーメード（5）語りを重視する（6）各々の代替医療は矛盾することもある、といった6つの特徴がある。

代替医療に関する批判は、サイモン・シンをはじめ様々になされているが、ナイーブな対立構図による一方的なものも少なくない。それは大規模データをもって、個々の例に対応させるという要素還元的な要因が強いものでもある。

批判に用いられることが多いEBMという方法論は、それだけで完全なものとは言い難い面もある。

より深い理解のための課題

日本における代替医療の歴史を欧米と比較して述べよ。
代替医療を5つに大別し、各々の特徴と具体例を述べよ。
サイモン・シンに代表される代替医療批判に対して、どのような反論が考えられるか。

第2章　統合医療

第1節　正統医療と非正統医療

1. 第一境界と第二境界

現状における統合医療の概略を述べる前に、第1章で述べた代替医療と正統とされる現代医療との関係を概観してみたい。この両者の関係性を考えることは、そのままそれらをコーディネートし統合していこうとする統合医療という新しい医療の形を考えることにつながるからである。

第1章においても述べた通り、正統とされる現代医療の側においても、いわゆる科学的とは言えない事情は少なからずある。それゆえ、ナイーブな代替療法反対論者の考えるほど、単純な状況ではない。しかし、ここではあえてその問題には触れず、正統と非正統、つまりは科学と非科学という枠組みで全体を把握することにする。

医学史の流れを見ても明らかなように、医療は本来、自然発生的な必要性に迫られて生まれてきたとみてよい。つまり多様な方法論が時間的、空間的に散在する状態であったといってよいだろう。それが国家成立に伴って、時の為政者に保護され、法的に認められたものが正統に、そうでないものが非正統とされていった。こうした医療の制度化は、西欧近代社会においては十九世紀前半から始まり、十九世紀中頃には非西欧社会に輸出・移植されていったという（佐藤　2015, p. 185）。

近代科学の成立以降は、こうした国家による承認に加えて、さらに科学的であることが正統として求められるようになり、今日に至る。つまり混沌とした多元的な状態から、近代科学との関連を核として、あたかも結晶が析出するかの如く、正統医学が形成されてきたと考えられる。結晶化されたものができれば、当然それ以外の部分は溶液における溶媒のようにとり残されることになる。これが代替医療にあたると考えてよい。つまり析出した結晶は境界をもつ。これが正統医学と代替医療との境界にあたる。そして、それ以外の溶媒の部分には境界はない。これと同様に、溶媒といえる代替医療の内部を明確に線引きする枠もないのである。

しかしここに、一つの境界を想定する。結晶に近い領域と、そこから遠い領域との便宜上の境界である。代替医療を、科学に近いところと遠いところというように二つに分割して考えるのである。

当然、ここには明確な境界線は引けず、あいまいかつ恣意的なものにならざるを得ないが、概ね近いところ、遠いところというように漠然と想定することは可能である。正統医療に極めて近い位置にある代替医療と、正統医学との類似点をもたない遠い位置にある代替医療、ということになるだろう。具体例でいえば、前者はエビデンスのしっかりしたハーブで、後者は科学的検証にのらないエネルギー医学が挙げられる。

ここまでで我々は、医療全体を三つの領域に分けた。つまり正統か否かを分割する科学か非科学かという第一の境界線（以下、第一境界）と、正統医療に近い代替医療と遠い代替医療を分けるあいまいな第二の境界線（以下、第二境界）とに、広い意味での医療を分けることができたことになる。

ちなみに、この第一境界・第二境界という区分は、イギリス経験論を代表する哲学者であるジョン・ロックの提示した第一性質・第二性質に、類比して考えられる。物質の客観的性質である第一性質を、科学的事項としての第一境界に、感覚的性質である第二性質を、代替医療内部の区分としての第二境界に、各々が対応しうることを付言しておく。

我が国の事情と合わせると、保険診療ないしは最先端医療と、いわゆる代替医療一般の境界が第一境界にあたり、次いで漢方やハーブ、鍼灸など多くの科学的エビデンスを有するものと、エビデンスのとりづらい祈りやスピリチュアルケア、波動といったエネルギー医学に代表されるものとの境界が第二境界ということになる。

多くの代替医療は、実際はこの第二境界上に位置するため、どれがどちらに入るかは、個々の見解により大きく異なるが、ここでは説明の便宜上、こうした境界を想定したということにとどめたい。とりわけ境界という用語を用いたが、そこは厳密な線引きができるという意味合いではなく、むしろ全体が白から黒へグラデーションにより変化しているため、境界もまた少なからずグラデーションを成していると考える。そしてこうした概略を念頭に、自ら代替医療を選択する際の参考にしていくことが可能になる。

2. 一元的状態と多元的状態

先に、白から黒へのグラデーションと表現したが、一例として正統医療の極を白、非正統医療の極を黒というように色で表現すると、その移行部は灰色ということになる。すると第一境界は白と灰色の境界、第二境界は灰色と黒の境界ということになる。こうした中で現実の代替医療批判は、極端な白VS黒、もしくは無色VS有色という対立構図でなされていることがほとんどである。

科学的な正統医学を白色としたとき、一部の劣悪な健康食品がマスコミをにぎわした場合などでは、灰色にあたる健康食品全体、ひいては代替医療全体が批判されることも少なくないことは、この比喩により理解しやすくなるであろう（小池　2011,p.23）。先にあげたサイモン・シンの提示する対立構図も、無色VS有色の典型的なものであるし、ナイーブな科学主義をかかげる感情的な代替医療反対者は、白VS黒という極論を張る構図で議論することが多い。

いずれにせよ、これらは両極の対立構図であり、実際には議論の形を借りてはいるものの、感情的な衝突に終始してしまい、建設的な結果に帰結しない。しかしこの両極の主張の対立はあたかも政治的運動のように、極端な左派は極端な右派とその挙動が似てくるのと同様な現象ではないだろうか。常に究極の答えを求める姿勢が共通するのである。

つまり例外を認めず、極端に主張が教条的なものになった場合、その内容の差異はあれども、その姿勢、つまり物事への対処の仕方は似てくる。ともに極端に偏った思想であり、二律背反的である。そうであれば、この両極の対立構図によって、代替医療の問題を考えるのは不適当ではないだろうか。

そこでもう一つ別の対立軸を想定してみたい。白、黒といった極端な領域と、その両者の中間点である灰色との対立軸である。極端な挙動をとる白黒を、一方向性の主張のみですべてを割り切ろうとする教条的状態ないしは一元的状態とし、中間的な灰色を、様々な要素が併立して混じりあった多元的状態として、その対立構図を考えるのである。

すると従来の対立状態への見方は一変する。どちらが真実か、正統か、といった対立ではなく、白黒どちらなのか二者択一を迫る立場なのか、それともある種のあいまいさを許容する臨機応変な立場なのか、といった構図に変化する。いわば「一元的状態VS多元的状態」となる。

統合医療は期せずして、この白黒（一元的状態）VS灰色（多元的状態）といった新たな対立軸を、文字通り統合的に扱う医療体系であったと考えることができる。

つまり一元的状態は多元的状態と対立するが、多元的状態はその性質上、一元的状態を内包することができる。それゆえに統合医療は多元的であるならば、この対立構図自体を内包することができることになるのである。

では、この統合医療は、実際にはどのように理解され、実践されているのだろうか。その定義を概観していこう。

第2節　統合医療の定義

1. 統合医療学会における定義

現代医療に代替医療を統合した医療体系である統合医療については、その広範な性質上、いくつかの定義が存在するが、それらには曖昧な点も多いことが指摘されている（織田 2011, p. 2145）。一例として以下に、日本における代表的な統合医療の学術団体である日本統合医療学会の定義を示す。

統合医療の定義

（1）近代西洋医療のみならず、相補・代替医療／伝統医療を含めて、患者中心の医療を行う。

（2）疾病の治療のみならず、疾病の予防、さらに健康の維持・増進までのケアを行う。

（3）身体のみならず、精神的、社会的、さらに霊的なウェルネスを目的とする。

（4）人が生まれて、成長し、老化し、死に至るまでの包括的ケアを行う。

（5）最終的には宇宙における自己の存在と意義の自覚への到達を目標とする。

（渥美　2007, p.14）

こうした定義には様々な要素が盛り込まれているが、まとめると概ね以下の二つの概念が抽出される（小池　2011, p.12）。

（A）現代医療と代替医療の統合された体系であること。

（B）「個別性」と「全体性」を重視しているということ。

（B）に関しては、全人的医療ないしはホリスティック医療といった他の医療体系において、より強調される傾向があるのに対し、（A）は名付けの本来的な意味あいから、統合医療であるからには、最低限必要な概念になりうると考えられる。

（B）をめぐる議論に関して、患者中心や全人的という概念が定義に含まれることは、「統合医療の定義を曖昧にしている元凶」（織田　2011, p. 2146）であるとして、その問題点も指摘されている。この指摘は首肯できるものであり、（A）を中心とした議論を基盤として、統合医療における諸問題を考察していきたい。

2. 医療における多様性

日々、最先端科学とともに進歩を続ける現代医療と、伝統的かつ多彩な代替医療との統合は、我々に一体何をもたらすのであろうか。これこそがまさに「多様性」という言葉に示されていることなのではないだろうか。

統合医療に対する批判として、現状において十分なエビデンスを有するとされる現代医療があるにもかかわらず、なぜわざわざ時代遅れの代替物たる相補代替医療を持ち出す必要があるのか、というものがある。しかし、これは提供者側（つまり医師をはじめとした医療者側）からの一方的な言い分であり、提供される側（つまり患者ないしはクライアント）の論理ではない。

広義の統合医療に含まれるものとして、医療の範疇のみならず、癒しにかかわるものをも幅広く含めるとすると、実に多種多様なものが存在することになる。保険適応しているものを、とりあえず通常の医療と仮定すれば、医療というものは一定の枠内におさまるかもしれないが、広く代替療法・癒しの分野と考えると、まさに多様性の一言に尽きるのではあるまいか。

これを生物多様性とあわせて考えるに、多様性の本質はおそらく効率ではない。つまり、効率性や合理性からだけでは導出できないものにも一定の価値がある、という考え方である。多様性は統合医療の基礎を形成する概念ともいえる。これは統合医療の定義として最低限必要な概念が、現代医療と本来多様である代替医療とを統合したものとすることからも自明である。

生物種と同様に、多様なる個々の嗜好性や相性など、まさに代替医療の存在理由そのものが多様なのは、第1章において見たとおりである。医療における多様性はまさに個々の患者、各々のニーズにもよるわけである。

つまり、それは生物多様性と同様に、効率化や合理化とは対極にある思考である。それゆえに統合医療という概念において、無駄な部分をそぎ落とし、まさにその本質とは何かと考えるとき多様性は不可欠な概念となるのである。

ゆえに、そこには問題も生じてくる。理想的な一者をめざすような一元的状態においては現れない、多を対象にするがゆえに現れる問題群である。そしてこれらは統合医療の本質にかかわる問題なのである。

では、実際には統合医療というものは、どのように展開されているのだろうか。その現状を、我が国に最も影響力を持つ統合医療の提唱者であるアリゾナ大学アンドルー・ワイルを軸に見ていくことにしよう。

第３節　統合医療の現状

1. ホリスティック医療

それでは統合医療の本質を踏まえて、現在、日本に大きな影響を与えているアメリカの統合医療は、実際どのような中から生まれてきたのだろうか。そしてそれにはどのような特徴があるのだろうか。代替医療と宗教との密接な関係から振り返っていこう。

アメリカにおける代替医療の歴史は、プロテスタンティズムにその源流を認めることができ（フラー 1992, pp. 11-26）、ウィリアム・ジェイムズ（William James, 1842-1910）が「精神治療運動」（ジェイムズ 1969, p. 144）と名付けたものに始まると考えられる。彼もこれをただの健康運動とはとらえず「真の宗教的勢力として考慮を払わなくてはならなくなっている」（ジェイムズ 1969, p. 145）と述べている。またジェイムズは続けて、この運動に対しての当時の様子を「出版業者は売らんかなの際物をどしどし生産してかなり大量に供給しているといった段階にまで、この運動は発展してきているのである」（ジェイムズ 1969, p. 145）と述べ、今日と類似した状況であったことも述べているのは興味深い。

こうした宗教的諸要素を多分にもった精神治療運動の流れは、その後、医療を巻き込んで発展し、ホリスティック医療として展開することになる。つまりこうした健康運動の流れは、医療という場を借りながら、宗教的な一者たる超越者と直接のつながりを感ずることができるものへ変貌していくのである（フラー　1992, pp. 170-81）。このように代替医療は時代に即した、まさに宗教の代替の面をもっていたし、同時代の哲学者であるジェイムズも、まさにそのように見ていたのである。それゆえに超越者とのつながりも強く主張され、スピリチュアリティとの関連を強く主張するホリスティック医療へと展開していったとみることができる。

ホリスティック医療は、正統医療に批判的で、代替医療に親和性をもつ医師をも巻き込む形で発展した。しかし一方で、こうした流れに懸念を抱く医師も少なくなかった。そもそも代替医療を嫌う医師のみならず、代替医療の主張を理解しつつも、その反科学的で強固な姿勢に対して危機感を持つ医師も少なからずいた。当時、青年医師であったアンドルー・ワイル（Andrew Weil, 1942-）もその一人である。当時アメリカで展開していたホリスティック医療の危険な側面を目の当りにしながら（ワイル　1993, pp. 244-54）こうした医師たちは、科学的な正統医療との協調を模索しようとする。そうした中で生まれてきたのが第三の医療という統合医療の概念なのである。

但し、科学的な正統医療と宗教的な代替医療との協調を主張したのは彼が初めてではない。すでにジェイムズは、心理学及び哲学の立場から精神治療運動について論じつつ、科学と宗教の協調路線を模索していたことも指摘しておく。ちなみにジェイムズは精神治療と科学的な治療について論じた後に、次のように述べている。ここに統合医療の思想的萌芽を見るのは筆者だけではあるまい。

明らかに、科学と宗教とは、どちらも、自分だけで完全というものではなく、また、他方が同時に用いられることを排除するものでもない、つまり、この世界は、きわめて複雑なもので多くの実在領域の相互浸透から成り立っていてはなぜいけないのであろうか。（中略）宗教と科学とは、それぞれ、時々刻々、世代から世代へと、それぞれの仕方で検証されつつ、永久に共存するものとなろう（ジェイムズ　1969, pp. 187-8）

では代替医療の強固な姿勢に逡巡していた青年医師アンドルー・ワイルが、のちにアリゾナ大学において開設した統合医療プログラムをみることで、彼の中での統合医療という発想を探ってみたい。

2. アリゾナ大学統合医療プログラム

アンドルー・ワイルは、ハーバード大学医学校卒業後、伝統医学の実践的研究を行い、現在、代替医療や治癒論の第一人者と目されている人物である。アリゾナ大学統合医療プログラムは、彼により一九九七年に開設され、現在でも自身で統合医療の教育及び臨床にたずさわっている。このプログラムはインターネット教育を主体としたFellowにより構成され、Fellowはその期間である二年間に臨床・研究・教育を行いながら、所定の項目の単位修得が義務づけられている。つまり世界各国から参加が可能なプログラムである。

筆者がプログラムに参加した当初は、現地アリゾナ大学で滞在しているFellowはウェブ上での学習に加え、週に数回の外来診療をアリゾナ大学の附属病院であるメディカルセンターにおいて行っていた。その診療形態は、予約制で自主的な受診や、他科及び地域開業医からのコンサルテーションが一般的であった。

その診察形態としては、担当の医師が詳細な問診と身体所見を初診時にとり、毎週月曜日に行われる統合医療カンファレンスにかけ、プログラム全体で方針を検討する。そして再診時には、カンファレンスでの様々な専門家による意見に基づき、個々の患者に対して様々な処方、指導が行われる。その後は、担当医が直接診療にあたるか、時に、医師ではない代替療法家に紹介され、施術やカウンセリングを受けることもある。その場合、二、三ヵ月後の再々診時にそれらの介入が適切であったかどうか、医師の目から再検討されるのである。つまり、ただ紹介するだけでなく、その治療法が不適切もしくは、症状が不変であれば、再度、方針が検討される。患者と統合医療を行う医師が、多元的にいくつかの選択肢から、経験と直観により一つを選んで治療が行われ、それが実際に有効に機能したかどうか、後にその効果を検証するのである（小池　2003, pp. 63-6）。

この統合医療カンファレンスは、中国医学・オステオパシー・ホメオパシー・エネルギー医学等の様々な専門家が参加し、同等の立場で意見を述べるという多元的な場であり、また患者側が実際に試してみて、その有効性の有無を判定するというプラグマティックな場でもあった。

アメリカにおいて、代替医療色の強かったホリスティック医療の枠組みを脱し、医師を軸にしながら現代医療と代替医療を多元的に扱っていこうとする、ワイルの意図が垣間見えるシステムといえよう。つまりこのシステムには、後の章で検討する多元主義とプラグマティズムがすでに埋め込まれていることを指摘しておきたい。

第４節　統合医療の内部の境界

1．代替医療内部を分ける第二境界

それでは現在行われている統合医療を概観したところで、第三の医学としての意義をあらためて考えてみたい。つまり、正統医療と代替医療との境界を、どのように扱うかという問題である。ここでは前述した第一境界、第二境界とに分けて考察する。

まず第二境界をめぐる問題は、正統医学に比較的近い位置にある代替医療と、その対極に位置する代替医療との間に生じる問題である。代替医療に関して、何らかのエビデンスの有無や科学的検証に対する姿勢による分類と考えてもよいだろう。

正統医学に近い代替医療としては、十分な臨床的エビデンスを有するハーブや、我が国では保険診療としてもカバーされている漢方薬、効果の確立されたビタミン・ミネラルによる栄養療法などが挙げられる。

逆に非正統の極みと言えるのが、目に見えないエネルギーを扱うエネルギー医学といった枠組みである。これは、波動・エネルギー・祈り・スピリチュアリティといった様々な切り口で紹介されるもののいわば総称で、概していえば、目に見えない力ともいえよう。科学的検証の有無とは無関係に、現状の科学によってそのメカニズムの説明が困難なものでもある。

他にも代替医療は無数にあるが、このどちらかにより近いか、もしくはその真ん中、といったように理解すれば、どこかに分類することは可能であろう。いわば、第二境界とは明確な境のない代替医療内部の境界である。そしてこのような境界を設定する意義は、時折耳にする、明確なエビデンスを有する代替医療と、そうではないもの（いわゆる似非医療と称されるもの）とを合わせて議論するものではないという批判に備えるためである。

では、この第二境界に対して統合医療はどのように関与するのであろうか。

代替医療をめぐる問題の一つに、どの代替医療をすすめるのが良いか、もしくは良くないかという問題がある。つまり、統合医療だといっても、常に代替医療の味方となってそれを勧めているわけではない。それでは単なる代替医療の延長や言い換えに過ぎず、第三の医療とはいえない。そこには正統たる現代医療も含まれているわけだから、当然、科学的見地から危険性があれば、医師（医療従事者）としてその代替医療を行わないように勧告する義務も含まれる。ここが意外と知られていない統合医療の重要な側面であり、感情的な反対論者は、この面に関しての知識を持ち合わせていない。つまり知らない。こうした取捨選択に関しては、幅広い代替医療に関する知識があってはじめてその危険性も判るし、その結果である患者保護も可能になるのである。

これに対して現在、代替医療に関心のない大半の医師（医療従事者）は、自分は知らないから関知しない、という安易かつ無責任な科学主義に立つことで、代替医療に関する相談にのることもなく、かといって積極的な患者保護もせず、いわば無視の立場をとっていることも少なくない。

統合医療という概念は、あらゆる代替医療に関して正面から取り組み、その適否の判断を下せることを目標としている。それゆえに、ある種の代替医療を勧めることもあれば、逆に中止するよう促すこともある。つまり、コーディネートの機能を有する。そして積極的にコーディネートすることもあれば、中断も含めた消極的なコーディネートをすることもあるということになる。

よって第二境界をめぐる統合医療の重要な機能は、現代医療と代替医療との積極的／消極的コーディネートといった概念の導入とその実践なのである。コーディネートという用語は本来、積極的と消極的の両方の意味をもつが、危険な方法や詐欺・カルトから患者を遠ざける（守る）という消極的なものの意義を強調するために、敢えて積極的／消極的コーディネートとしたことに注意されたい。

2. 正統と非正統を分ける第一境界

それでは正統と非正統とを分ける、根本的な第一境界についてはどうだろうか。これはある意味、生の現実を生きる我々に対し、科学というシステムがどの程度まで関与すべきか、という問題でもある。

あらためて述べるまでもなく、外傷や感染といった急性の場面における科学的な医療の価値はゆらぐものではない。一方で、統合医療というものが強く求められているのは、それ以外の領域、つまりは慢性的（比較的時間の余裕のある）症状に対処する場面である。救急の場において、代替医療が必要とされることは極めて少ないといってもよいだろう。

それと対照的に日常診療の領域では、慢性的な状態に加え、精神的問題や未病をめぐる問題など、画一的に解答が与えられるような問題はむしろ少ない。こうした慢性的な状態には、各種代替医療の適応が十分考えうるのであり、無理に代替医療を排除しようとする理由はない。こうしたバランスをとるのも、統合医療の重要な役割である。

そしてここには、現代の哲学における重要な問題も隠されている。単純な合理主義で割り切ることができない、我々の生の現状、つまり生きているということが、システムとしての正統医療に、科学的であり正統であるという理由だけで服従させられてよいのか、という問題である。

ユルゲン・ハーバーマス（Jürgen Habermas, 1929-）は、その主著である『コミュニケーション的行為の理論』において、こうした対立を「システムVS生活世界」という対立構図としてとらえている（日暮 2012, pp. 188-9）。ハーバーマスは現代のあらゆる場面において、生の現実たる生活世界が、目的合理主義によって駆り立てられたシステムによって、侵犯されているとみる。そしてその状態を「生活世界の植民地化」と表現した（細見 2014, pp. 187-92）。さらにこの植民地化を換言すれば、身体というものが、科学を含めたシステムによって支配されることにもつながる。つまり生活世界たる身体に対して、制度としての科学というシステムを押し付けることにもなるのである。こうした潮流への無意識のうちの反抗の姿勢を、生活世界側と考えられる代替医療にみてとれるのである。

こうした状況は、比較的過激な代替医療がしばしば、ワクチン反対や検診義務化反対といった主張を展開することとも関係するであろう。こうした流れへの対抗措置として、薬物やワクチンに対して反対の主張をすることが多いホメオパシーに関して、さしたる議論もないまま、二〇一〇年八月に日本学術会議が否定の談話を出したことはこうした対立構図を念頭に置くと、きわめて象徴的な帰結であった。

それゆえに第一境界において統合医療は、ハーバーマスの言う生活世界の植民地化を防ぐという機能を持つとみることもできるだろう。いわば正統とされるシステムにのらない代替医療を、生活世界の援護として機能させているのである。

統合医療というものは、必要性に応じて適宜、科学というものを有効活用しながらも、それのみの教条的で一元的な状態に陥らぬようにしている、バランサーとしてみることもできる。それゆえに統合医療において、正統・代替の様々な医療は、科学・非科学を問わず、多元的に併存していると考えるのである。

ただ、この併存の在り方が問題となる。ただ雑然と併存しているものを、強引に統合したと主張しても、その本来の目的を逸脱する。その併存の在り方が、統合医療の臨床における本質と言っても過言ではないのである。

ではこの併存状態について、もう少し詳しく考察してみよう。多要素が併存している状態にはいくつかのパターンがありうる。また、各々の重要度も異なる。そして必ずしもすべてを平等に扱えばよい、というわけでもない。よって、同時に併存している体系や方法論を扱うことは容易な問題ではないのである。

ここに、こうした多要素の併存問題を有する、他の医療分野が存在する。精神医療である。この領域ではどのようにして、多要素の併存を取り扱っているのだろうか。

次章では精神医療における多要素併存のあり方を、精神科医ナシア・ガミーの哲学的な議論をもとに検討し、統合医療の本質にかかわるこの問題の解決の足がかりを探る。

第2章のまとめ

正統か否かを分割する科学か非科学かという「第一境界」と、正統医療に近い代替医療と遠い代替医療を分けるあいまいな「第二境界」とに、広い意味での医療を大別することができる。

統合医療は、一元的状態VS多元的状態、といった新たな対立軸を、統合的に扱う医療体系である。

統合医療は、現代医療と代替医療の統合された体系であること、「個別性」と「全体性」を重視しているということ、という二つの概念にまとめることができる。

アリゾナ大学のアンドルー・ワイルは、代替医療や治癒論の第一人者であり、一九九七年にアリゾナ大学統合医療プログラムを開設し、統合医療の教育及び臨床にたずさわっている。そこでは統合医療カンファレンスが行われ、多元的に意見が交換される。

第二境界をめぐる問題は、正統医学に比較的近い位置にある代替医療と、その対極に位置する代替医療との間に生じる問題である。これは何らかのエビデンスの有無や科学的検証に対する姿勢によって分けられるものである。

第一境界における統合医療の役割は、ハーバーマスの言う生活世界の植民地化を防ぐという働きである。つまり正統とされるシステムにのらない代替医療を、生活世界の援護として機能させている。

統合医療は、必要性に応じて適宜、科学というものを有効活用しながらも、科学一元論的な状態に陥らぬようにしている「バランサー」としてみることができる。

より深い理解のための課題

第一境界、第二境界の特徴と、その中間に位置する代替医療の特徴を述べよ。

第3章　多元主義

第1節　精神医学との類似性

1. 精神医学における問題

統合医療において不可欠の要素である、代替医療の概略と問題点、さらにはそこから要請された「統合医療」という概念を大まかに論じてきた。そしてそこには、代替医療を包括するがゆえに、たくさんの医学体系や治療法が並立することが示されたわけである。

そのためにたくさんの問題点も現れることになった。異質な療法間の相互関係はいかなるものになるのか、そしてそれらを統合医療としてくくった場合、どのような様式で総括すべきなのだろうか。はたまた現代医療を唯一の正解とし、それ以外は全てその補完と考えるべきなのか。それではその補完同士の関係はいかなるものなのか、上下関係はあるのだろうか。そもそも特定の代替医療のみ施行している場合でも、統合医療と称してよいものなのだろうか。そうした疑問は尽きることがない。

　しかしここに同様の問題群を抱えつつ、いわゆる正統とされる医学に分類される医学体系がある。精神医学である。そこには精神薬理学といった、科学的思考を前面に押し出してくる分野があるかと思えば、それとは対極の精神分析やスピリチュアリティといった分野も含まれる。

　多くの大学の精神医学教室において、生物学的精神医学がその中心を占めつつも、臨床的な様々な場面においては、心理学をはじめとした人文科学領域とその境を接し、実際は相互に影響を与え合ってもいる。

　それゆえ統合医療と同様に、医師をはじめとした、いわゆる国家資格取得者とそれ以外のセラピストという職種が、同時に同一の患者にかかわることもありうる。いわゆるエビデンスに基づく科学的治療だけでは、現実の治療が十分には行われえない領域であり、非常に多くの考えや療法が乱立している領域でもある。いわば他の医学領域に比べ、科学的であろうとすることに対する理論的な混乱が生じやすいといってよい。こうした状況を京都大学精神科教授の村井俊哉は次のように述べている。

精神医学においては、この学問・実践領域がどうあるべきか、どのように探究されるべきかという点において、さまざまな「主義（イズム）」が存在する。たとえば生物学派、精神分析諸派、行動主義、などが、そのような主義の代表である。このような「主義」が乱立する事情は、医学の他の領域とかなり異なっている（村井　2014b, p. 217）

こうした状況に対しアメリカの精神医学者　ナシア・ガミー（Nassir Ghaemi, 1966-）は、精神医学内の混乱を収束させるため、従来の生物・心理・社会モデル（バイオ・サイコ・ソーシャルモデル：以下 BPS モデルと略す）を批判し『現代精神医学原論』を著した（ガミー 2009）。

BPS モデルとは、すべての疾患が生物学的、心理学的、社会的な側面を持っているという見解であり、ロチェスター大学のエンゲルが、従来の全人的健康モデルを身体疾患一般に応用できるモデルとして展開したもので、世界的なプライマリ・ケアの普及とともに世界中に普及し、国際的に通用する一般モデルとなった。わが国では心療内科の創始者である池見酉次郎が、これに加えて生命倫理的視点を導入し、身体・心理・社会・生命倫理的医療モデルを提唱したことでも知られている（永田　2002, pp. 25-6）。

こうした文字通りの意味を超えて、このモデルを実際に用いるとき、そこには必然的に、折衷主義のもたらす様々な問題が現れるとガミーは述べている。ガミーは折衷主義によって、多くの薬物を用いた療法が BPS モデルに基づいて行われているということを批判している。それは BPS モデルの在り方が、一見批判しがたい理想的な形に見えるが、究極的には一元論的な「教条主義」に合流する、問題の多いモデルであるというのがその主張である。

ここでガミーは、精神医学が乗り越えなければならない「主義」として、過去において正統とされた教条主義と、現代において多くが正統と認めている折衷主義を批判する。そしてガミーはこれらに代わるものとして、統合主義と多元主義を挙げている。

但しこの両者は同等ではなく、統合主義については主要な議論は、理想的過ぎるとして展開されず、ガミー自身が最重要と考えているのが、多元主義であるということを留意されたい（村井　2014a, pp. 122-45）。

つまり精神医学において、幾多の療法が併存するという問題の解決の糸口は、多元主義にあるという主張であり、それゆえ多くの療法が併存するという問題の構造上類似している統合医療においても、その中心となる考えは必然的に多元主義となりうるのである。

それでは何故、精神医学と統合医療において、多元主義が良いといえるのか。ガミーの論点を追いながら、教条主義・折衷主義・統合主義・多元主義の四つの主義の相違をみていくなかで考えてみたい。

2. 教条主義

教条主義とは文字通り教条的に物事を扱う、一元論的なアプローチのことをいう。ある単一の方法ないし、単一の理論がすべてのことがら、あるいはそのほとんどのことがらを説明しうるという見方といってもよい（ガミー　2012, p. xv）。

近代精神医学にあてはめれば、生物学的な知見ですべて対応可能であるとする生物学派と、その反対に心理学的知見によりすべて説明しようとする心理学派がその代表例といえる。今日の精神医療での実践においては、薬物療法と精神療法との対立が、この教条主義同士の対立を背景にしているといえよう。当然その背景には、更なる自然科学と人文科学の対立があることもいうまでもないだろう。

しかしガミーも指摘しているように、たいていの人は自分が教条主義者であることを否定する（ガミー　2009, p.5）。現代においては通常、一部の人を除いては、自分が一元論的観点をとっているということを否定するし、逆に次に述べる折衷主義者として自己を定義することが多いという。これは教条主義という立場があまりに頑迷なイメージが強く、古臭い感じがするということにも起因するだろう。政治に例えるなら、専制政治といってよい（ガミー　2012, p. 251）。

では統合医療の問題に置き換えて考えてみることにする。教条主義は、自らの行うものが唯一の方法と考える一元論的アプローチであるから、療法の種類は問わず他を否定し、自らの療法で全てを治すと主張する代替医療家のすべてがあてはまる。そもそもこうした極端な代替医療家は、自分以外を全て否定し、当然、安易な反科学主義をとることも少なくない。そうした意味では、まさに「代替」医療そのものなのであるが、こうした場合でも一種の流行で、自らを「統合医療」と名乗ることも少なくない。患者に対する受診のハードルを下げようとする商業主義的な意味もある。商業的であれば、そこにはコーディネートといった、本来、統合医療にとって必須の概念が入る隙間もないことになる。よっていずれにせよ教条主義は、本来的に統合医療という枠内で議論することができない主義なのである。

そして多くの人が、その実態はさておき、柔軟で良い印象を抱く、現代の正統とも言える折衷主義へと流れていくのである。

3. 折衷主義

現在、精神医学において最も正統とされるBPSモデルが折衷主義の代表例であり、それぞれの良いところを柔軟に用いて、統合できるところは統合するというような、多忙な現代の精神科医の多くが採用する立場でもある（ガミー　2009, p.5）。

いかなる理論も、またいかなる方法も、正しいものである可能性が必ずあるとみなし、どの理論もあるいはどの方法も、決定的に正しくないということは決してない、と見なそうとするモデルである（ガミー　2012, p. xv）。あらゆる方面に対して、とても物分かりの良い考え方でもある。そしてこの考えに沿えば、その構成要素は多ければ、多いほど良いことになる。

しかし、これは複数のアプローチを無造作に並列させる方法でもあり、BPS モデルのように一見常識的なスタンスを、盲目的に受容してしまう側面を持つのである（村井　2014a, pp. 131-3)。

統合医療領域においても、効けば何でも良いというような通俗的で安易な理解がなされやすい。しかしこの考えは、試験の模範解答としては良いが、これでは患者ごとの相違や諸側面の関連の考察や探究が不十分になるし、また、全体としても場当たり的な感は否めない。知識や経験の蓄積も困難になるという側面もある。いわば無秩序状態といえる。ガミーは政治的には、アナーキズム（無政府主義）に例えている。そしてアナーキズムは見かけ上寛容であるが、いつのまにか専制政治に陥ってしまうように、折衷主義も教条主義へと容易に引きずり込まれることも指摘している（ガミー　2012, pp. 39-40)。

では折衷主義は、統合医療の場面ではどのようなものになるだろうか。代替医療を擁護する時「効けば何でもいい」という言い方をよく聞く。科学的であろうが、非科学的であろうが、苦しい立場である患者側には関係ないといった文脈で用いられる。こうした事情は、ホリスティック、全人的といった用語と関連して、BPSモデルを強調する際に生じることが多い。この時、BPSモデル擁護にあたって、一般システム理論が用いられることがあるが、諸システムにおいて各レヴェルの関連が解明されているわけではないので、現状では基礎としては不完全である、とガミーは反論している（ガミー　2012, p. xv)。

しかし、折衷主義ではすべての要素に重みづけをすることができず、実際の選択にあたっても何ら益することがない。つまり、全てを良いと言っているので、結局は選ぶことはおろか、絞ることさえ困難になる。

見方によっては、結果としてただ患者側を混乱させているだけともいえよう。ただし、全てを許容した姿勢だけに、総論としては批判しにくいという面もある。これはまさに、精神医療におけるBPSモデルそのものであり、複数の体系が併存する領域では、多くが陥る典型的パターンであると言えよう。

そして統合医療においても、精神医療における事情と同様に、こうした折衷主義をとる者ほど、自らが折衷主義であるということを認めたがらない傾向がある。統合医療においてはその名称に、あらゆるものが矛盾なく併存する意味合いの「統合」という用語が使われていることから、その折衷的な要素が隠蔽されてしまうため、いっそう折衷的な傾向は、強まりやすいと考えられる。

八方美人的で、一見批判されにくい立場だけに、このスタンスの問題は深刻で、ガミーは著作においてこの立場を最も強く批判している（ガミー　2012）。では彼がそれに代わるものとして認めているものは何なのであろうか。その一つである「統合主義」から見ていくことにする。

4. 統合主義

ここでガミーのいう統合主義は、第1章で述べた統合医療における「統合」とは、その意味するところは異なっている。ただし、現在でも統合医療の「統合」という語を、ここでいう統合主義の文脈で用いている一部の識者はいるが、あくまでも現代医療と代替医療との理想的な併存といった意味合いが統合医療の第一義である。

精神医学における統合とは、生物的な脳の水準の事象と心理的な心の水準の事象とは互いに関連しており、これらは研究の進展とともに、その関連が次々に明らかにされていくという立場である。それは未来志向であり、そうした関連を研究する研究者がとるべきスタンスでもある。

しかしそれらは、関連のありそうないわば点線のかかわりを、一つ一つ実線に変えてくるような地道な試行錯誤の結果であり、言葉から印象されるような、一挙に全体系を統合するようなものでは決してない。むしろそうした統合は、無謀であるとも考えるものである（村井　2014a, pp. 134-7）。本来、このアプローチは研究をベースとしていることもあって、あまりに地道なため、現実の医療のあり方としては実用的ではない。理論的かつ、限定的立場である。未だ実現していない、いわば将来の理想像として語られることも多い。

統合医療においては、ハーブや漢方などの有効成分が後に単離され、正統医学に組み込まれた場合などは、この典型例といえよう。つまり、異なると思われた二つの方法が実は、同じメカニズムもしくは類似したメカニズムで効果を発揮していたことが分かった場合である。端的にいえば、ある種の代替医療が、科学的に説明がなされ、正統医療に組み込まれていくという形である。組み込まれていくという意味では、ヘーゲル（Georg Wilhelm Friedrich Hegel, 1770-1831）の言う止揚（アウフヘーベン）に近い。少なくともガミーが述べている統合主義とは、こうした意味合いのものである。それゆえにガミーは統合主義の代表として、ヘーゲル哲学と神経可塑性が精神医学の鍵となると考えてヘーゲル的神経生物学を提案したエドワード・ハンダートと、精神分析の神経生物学的基礎を追求したエリック・カンデルを挙げている。彼らはともに、心理学的状態と神経細胞とを統合した研究を行っているのである（ガミー　2009, pp. 21-8）。

こうした統合の解釈に対して、全ての条件を勘案して、様々な代替医療をコーディネートすることが本来的な統合主義で、これを真義的統合医療とする主張もある（織田 2012, p.58）が、これは結局、各要素を横並びにして選択し、その選択する際の基準が明らかにされていないという点で、前述した折衷主義になりかねない。もし仮に、統合的にコーディネートできたとしても、臨床的には極めて希少な例とならざるを得ず、現実的ではない。やはりこの意味での統合は、村井も指摘しているように（村井 2014a, pp. 134-7）、無謀といわざるを得ない。

そこで現実的な立場が求められる中、要請されるのが多元主義ということになる。このすべてを一括して説明しようとしない、ある意味で禁欲的かつ現実的な、多元主義という立場をみていくことにしよう。

5. 多元主義

多元主義とは、特定の状態や状況に対して、何らかの方法は他の方法に比べてより適正である、という考え方である。ガミーは、教条主義の専制、折衷主義のアナーキーと比較し、多元主義を民主的であると喩えている（ガミー　2012, p. 251）。

単一の主義・方法を信奉する教条主義に対して、多様性を容認する立場として、ガミーは折衷主義・統合主義・多元主義をあげている。このうち統合主義は、地道な研究の末の理想像であり、ある意味、現実の臨床的ではないので、残る折衷主義と多元主義との関係が問題となってくる。

ガミーは折衷主義に対し、様々な方法を無自覚に混在させ盲目的に組みあわせていると主張する。一方で、多元主義は複数の方法から最も優れたものを選択し、組みあわせではなく、その都度、純粋に単一の方法を用いるものである、としている、つまり、すべてが価値において平等ではなく、優劣が生じることが前提になっている。これらをアプローチの数で考えてみると解りやすい。つまり、無秩序的に組み合わせる折衷主義においては、多ければ多いほど良いとなり、反対に、多元主義おいては組み合わせず、単一に用いようとすることから、少なければ少ないほど良いことになる。

多元主義は、生物・心理・社会といったすべての側面が、同程度に重要であるとする折衷主義と対立する考えである。そしてガミーは多元主義においては、ある方法が別の方法よりも有効であることを決める基準として、プラグマティズムを挙げている。

プラグマティズムは、創始者であるチャールズ・サンダース・パース（Charles Sanders Peirce, 1839-1914）とウィリアム・ジェイムズの間で、特に真理観において大きな相違があり、ガミーは自身の理論展開の基礎を、パースのプラグマティズムに置いている。このプラグマティズムの相異に関しては、第4章において検討することにする。

ガミーがパースに基礎を置く理由は、真理を知ることにおいて、帰納的で実証的な経験により真理に近づこうとするその姿勢にある。これは暫定的真理観といえるもので、実証により次第に真理に接近できるという考え方だからである。一方のジェイムズは、真理有用説という真理とは有用なものであるという考え方をとっており、これにはガミーは同調していない。これは安易な折衷主義を批判するために、ガミーは科学実験的なパースの考えの方がより効果的であると考えたことにもよる。ただし、ガミーはジェイムズに関しても評価しており、彼の哲学の基本的ルールである明晰に考えるための努力を、折衷主義者

は放棄しているとし、彼の思想においても折衷主義は棄却されると考えている（ガミー 2009, pp. 143-4）

そして、ジェイムズに関しては、何よりその多元主義的思考を高く評価している。ジェイムズの考えを取り入れることによって、科学実験的で限定されたパースよりも広範な問題を取り扱え、ヤスパース（Karl Theodor Jaspers, 1883-1969）の理論へとつなげることができるからである。つまり自然科学的事項のみならず、精神医学領域で必要とされる人文科学的事項をも射程におさめることができるのである。

ガミーは、自然科学的基準により有効なものを選択するのみであれば、精神医学の領域においてはとりこぼしが生じうることを認めている。これは明らかに、昨今の精神医療を含めた医療界全体の EBM 重視の流れへの批判といえる。

そして、こうしたとりこぼしをすくいとる可能性がある方法として、ヤスパースの理論を引きあいに出してくるのである。それはヤスパースが精神医学において、「説明（Erklaren）」の方法に加えて「了解（Verstehen）」の方法を呈示していることによる（ガミー 2009, pp. 108-10）。ここでいう「説明」とは、いわば因果的説明であり、経験の場である実在世界において原因と効果を同定しようとする方法である。ガミーの論ずる精神医学においては、統計および生物学的実験とつながる方法を指している（ガミー 2012, p. xv）。一方、「了解」とは、意味理解のことであり、現象の中の個別的な側面に目を向けようとするものである。つまり事象ないし現象の、原因よりも意味に焦点を当てたものといえる（ガミー 2012, p. xvii）。

ガミーは科学という時に、いわゆる狭義の自然科学に限らず、人文・社会科学をもその範囲におさめる。つまり、自然科学における客観的な因果関係の「説明」のみならず、人文・社会科学における同様の手法として「了解」の価値をも認めているのである。

そもそもこの説明と了解の二分法は、精神医学に限定されているものではなく、広く自然科学と人文科学との区別に適用できるものであるとして、ヴィルヘルム・ディルタイ（Wilhelm Christian Ludwig Dilthey, 1833-1911）が述べている。ディルタイは、自然科学とは異なる人文科学特有の意義を解釈学によって基礎づけようとした人物である。彼は、物理・化学・生物学といった自然科学においては因果的説明がうまく機能し、歴史学などの人文科学においては了解が必要となる、と主張しその基本的な相違を強調した（ガミー 2009, p. 110)。またディルタイは、社会科学を含めた広義の人文科学を指す名称として「精神科学」を考案し、人間の生や精神という力の解明に強い関心を持っていたとされる（齋藤　2012, pp. 83-4)。

ヤスパースはこの説明と了解を、心の理解の方法としたわけである。ヤスパースを信奉するガミーは、心の理解には、当然それ以外の方法も存在するかもしれないが、とりあえずこの二つに関しては確実であろうと考え、これを採用している。これはすべての問題に対して、すべての方法が平等に適用されるわけではなく優劣があるとする多元主義を、折衷主義から峻別している点でもある。

そしてこの多元主義をとるにあたっては、個別の問題に対して、今、自らはどのような方法論に依拠しているのかということに自覚的でなければならない。ヤスパースはこれを方法論的自覚と呼んでいる。ヤスパースは、説明と了解の混ぜ合わせ（折衷）を主張せず、各々の限界を理解しながら自覚的に使い分けることの重要性を述べた（村井　2014, pp. 217-21)。ガミーはこの考えを「科学、医学、そして精神医学において自らが採用している方法に注意を向けなければならない」と説明している（ガミー　2012, p. 312）。我々が真に多元主義であるには、常にこうした自覚を持たなければならないのである。そしてこれが、精神医学と類似の構造を有する統合医療の基礎となるものなのである。

以上が、ガミーが著書において展開した、精神医学における四つの主義である。当然、彼は、これらの主義を、精神医学という枠内において議論しているのであるが、この項のはじめにも述べたように、精神医学と類似の構造をもつ統合医療という体系にも敷衍することは可能である。そしてガミーが折衷主義に対して抱く疑問もまた、統合医療の領域においても同様に存在するのである。

統合医療における折衷主義の問題はいかなるものであろうか。精神医学におけるガミーの批判を手掛かりにみていくことにする。

第2節　折衷主義の問題

1. 折衷主義の危険性

複数の療法を並列して用いる際に、多元主義であるべきであることを主張するガミーが、折衷主義を批判する点は明快である。それは主著である『現代精神医学原論』の序文にすでにあらわれている。

> 折衷主義者の誤りは、このような同等性をあらかじめ仮定してしまい、どの単一の方法についても、その純粋なかたちを保持しながら慎重に適用するということをしないという点にある（ガミー　2009, p. vi)。

つまり、平等を意識するがゆえに、個々の療法の良さが損われてしまっている、というわけである。

これは折衷主義へ傾斜した医師においても、同様のことがいえよう。「効くものならば何でもよい」という一見もっともな姿勢になり、あらゆるものを折衷してしまう、という状態にあてはまる。これは一見、確かに患者ないしはクライアントの求める医療者の理想としては納得できる。しかし、BPSモデルに代表されるこの折衷主義を、精神科医ジョン・サドラーは「どれでもかまわない」(anything goes)方式であるとして批判した(ガミー 2012, p.30)。

何故これは、いけないのであろうか。この種の論法は、現在、代替医療ないし統合医療をめぐる場面でもよく展開される。とりわけ、患者中心主義を唱える、所謂もの分かりの良い医師が多く口にするものでもある。何事にも否定的であったり、無関心である医師に比べれば、良心的であることは言うまでもないが、当人も知らぬ間に自らの言説から広まる折衷主義の問題点に関しては、自覚的であることが求められよう。

その理由をガミーは、「見かけ上寛容であるが、要するに心の無秩序状態にほかならない。無秩序状態は場合によってはいつのまにか専制政治になってしまう(ガミー 2012, p.39)」

と説明している。すべてに寛容な状態では、最も強いものにその場がすべてなびいてしまう。そして結果として、大きな声の意見のみが通り、見かけ上、専制政治と何ら変わらないというわけである。

これは何も政治的なことに限定されるわけではない。例えば、胃内視鏡検査により早期胃がんが発見された場合を想定してみよう。この場合は、余程の例外的な判断がなければ、まず、早期発見・早期治療の原則にもとづき、外科手術が施行されると考えてよい。その手術方法（術式）が開腹手術なのか、それとも内視鏡下での摘出なのかといった違いはあるが、摘出手術が行われることには違いはない。

ここに、科学的方法論のみ信奉する医師と、統合医療的アプローチを推奨する医師がいたとする。前者は、手術とそれに伴う術後のケアをクリニカルパスにもとづいて粛々と行う。後者は、前者によってなされることも行いながら、加えてその不安を解消すべく心理カウンセリングをとり入れるかもしれないし、精神の安定をもたらすべく、漢方やハーブ、ホメオパシーなどを術前処置として施行するかもしれない。しかし、これは第三者的視点から見れば、結局は外科手術をしたということになり、患者本人にとっても統合医療的アプローチに特に関心がなければ、数年後の記憶としては外科手術を受けたという印象がほとんどであろう。つまり大きな介入（ここでは外科手術）がある場合、大半の記憶や印象はそこに引き込まれることになるのが普通である。

ここでの例は、引き込まれることの理想的な例であるが、そうではない場合も当然ある。現在、精神科診療においては多剤同時処方が問題となっている。そこで、不安や抑うつ、不眠など様々な症状を呈する場合、忠実に折衷主義の立場で対応すれば、諸症状の一つ一つに薬物が投与され、カウンセリングが施行され、社会的環境調整がなされるかもしれない。つまり、心理・社会の面で手厚くフォローされたとしても、患者側からしてみれば多剤処方が行われたという現実は変わらないのである。これがガミーのいう、アナーキズムが専制政治へと転化するという状態である。つまり折衷主義が、教条主義へと転化していくのである。

さらに折衷主義の問題としてガミーは、BPSモデルのさきがけたるアドルフ・マイヤー（Adolf Meyer, 1866-1950）を例にあげる。寛容な折衷主義者といえるマイヤーは、今日の視点から見ると明らかに危険な身体的治療である、精神疾患に対する結腸切除療法や、前頭葉切除術の認可に重要な役割を果たし、ときにこれを推奨したのである（ガミー　2012, pp. 9-11）。つまり、あまりに寛容であったので、反対することなく、何でもさせていたのである。これは時代背景からして仕方ないとする反論もあるが、多くの同時代人が危険であると予測していた事実もある、とガミーは述べている（ガミー　2012, p.12）。

またマイヤーは、結腸切除療法や前頭葉切除術といった、いわば生物学的教条主義に基づく手術のみならず、その反対ともいえる過度の精神分析運動に対してもその台頭を防ぐことができなかった。つまり、マイヤー個人は広く尊敬されたにもかかわらず、結果としての精神医学をきわめて不安定な学問にしてしまった、とガミーは断罪するのである（ガミー　2012, p.15）。

過度の寛容な折衷は、このマイヤーの例でもわかるように、極めて危険な事態を招き入れるものに他ならない。これこそが、折衷主義のもつ大きな危険性なのである。

こうした一連の出来事は、統合医療の領域においても、きわめて示唆に富む事柄である。

統合医療というものは、第2章において、医療全体を第一境界・第二境界という境界線を設定して述べた折に議論したように、無条件に代替医療を是認するものではない。時にその危険性を察知し、中断などを助言し、患者保護を行うものでもあることを明記しておく。

2. 過剰なものの包摂

折衷主義というものは、完全に悪しきものなのであろうか。これに対しては、そうともいえない面もある。それは精神医学における歴史的な面において明らかにされる。ガミーが精神医学内戦ともよぶ、教条的精神分析と教条的生物学派との争いにおいて、この折衷主義であるBPSモデルが、両者の緩衝地帯として機能したというのである。エンゲル(George Engel, 1913-1999) のBPSモデルの論文が精神薬理学の事実上の勝利のときに精神分析の立場に対して妥協の方向性を打ち出したのである。これにより両者の決定的な衝突は回避され停戦が成立した(ガミー　2012, pp. 109 -22)。しかしそれはあくまでも応急処置であり、解決ではないともいえる。

現代医療と代替医療との対立においても、同様の局面がみてとれる。効くのであれば何でも良い、とする折衷的な統合医療の登場により、両者の対立は現在回避されている。これは確かに一つのメリットである。

しかし、これも精神医学内戦と同様に、根本的な解決ではない。一時的な応急処置ゆえに、逆に多くの問題ははらんでいるともいえる。そして、そこでの問題点をあげつらうことが、反対派による現状の統合医療批判であるといっても過言ではないだろう。

では、こうした折衷主義の一定の意義は認めるものの、何が最大の問題なのであろうか。折衷主義は、二者の対立の緩衝地帯となることはできるが、そこからはいかなる将来への指針も生まれない、という点こそが問題なのである。

ガミーは、折衷主義の代表たるBPSモデルをして「単一の理論であって私たちにほとんど何も教えることがなく、多様な特殊理論が提供してくれるような方向づけを私たちにもたらすこともない（ガミー　2012, p. 138）」と述べている。いわばそれは、すべてが平等であるゆえに、平板であり、そこでの優先順位を決定することができないのである。

ではそれのどこが問題なのであろうか。それこそが、まさに前述したような危険な療法から患者を守れないということに他ならない。統合医療の重要な役割である、危険な代替医療からの患者保護ができないのである。これには身体に危険という面だけでなく、経済的・社会的な面も含まれる。つまり、統合医療は詐欺・カルトへの防御の役割をも有するということを忘れてはならない。

何でもよいということは換言すれば、何でも行えるということにつながる。これはそもそも、余計な治療を行ってはならぬとするヒポクラテスの格率の無視といってもよいだろう。ガミーはこうした点をまとめて以下のように述べている。

> BPSアプローチの問題は、過剰なものまで包摂してしまうということにある。すべての人にすべてのものが与えられるようになっていて、そこにはリスクやコストも伴っている。さらにそこには不必要な治療がなされる可能性も入り込んでしまう（ガミー 2012, p. 170）。

このようにガミーは、自らの専門が精神薬理学であるにもかかわらず、過剰なものを批判する。そこには当然、精神科薬物療法が含まれるにも関わらず、である。そして折衷主義の問題は、薬物療法において著明にその特徴が現れる。つまり薬物療法がすべての中心になっていくのである。

統合医療においても、ガミーの主張と同様に、安易な薬物療法への批判がメインテーマの一つである。精神医学をはじめとした各科での安易な薬物療法への反発が、代替医療の大きな原動力の一つでもあるから、統合医療はまさにこの薬物療法に関して、それを推進する精神医学と衝突する立場にもなりうるといってよい。

しかし、精神医学に属するガミーの真摯な折衷主義への反論をみるとき、両者に対立点はなく、ともに解決の糸口を探る同志としてみることもできる。我々は見せかけの立場ではなく、その背景をなす、各々の哲学にこそ透徹した視点を向けるべきなのである。

第3節　多元主義の世界観

1. EBM と NBM の問題

折衷主義のもたらす様々な問題を論じたが、そうした問題にもかかわらず折衷主義は、精神医学においてBPSモデルとして依然として主流である、とガミーは主張する。そしてそれは科学的根拠に基づく医療（EBM）という原理により新たな装いへと変貌しているという。

しかし、ガミーはこのEBMを、新たな衣をまとって現れた生物学的教義であり、BPSモデルによる折衷主義は、こうした教条主義的な性質を覆い隠すために利用されているとガミーは見ている（ガミー　2012, p. 187）。

そもそもEBMという思考体系は、客観的データを優先しやすい傾向があり、特に質の高い研究方法とされるメタアナリシスやランダム化比較試験（RCT）などの研究結果を重視するものなので、そうしたデータが得やすい領域に注意が向いてしまう傾向がある。そして、この流れが別種の教条主義へと退歩するのだと主張する（ガミー　2012, p. 187）。

客観的データに基づかず、習慣と直感によって実施されることが少なくなかった医療全般において、この思考体系のもたらした貢献は少なくないのは事実であるが、一方で、データ偏重の流れを作ったのもまた事実である。

確かにEBMという思考体系によれば、第1章において見たように、患者の診療に関するデータ収集の後に、それを吟味する過程であるSTEP3を経て、治療へと至るものである。そのため診療におけるデータを、何ら吟味することもなく用いることがEBMとしても問題になる、ということは既に専門家からも指摘されている。が、しかし、実際にこうした体系が適応されればそうした批判的吟味といった過程は、無視はされないまでも、軽視されてしまうのは否めない。

これは診療ガイドラインというものが、そもそも初心者や特定の疾患に対して経験の少ない医師を対象にして作られたはずが、いつのまにか、そこに示される数値と方針が、専門家の行動すら縛るようになる姿と似ている。

よってここでの批判は、本来述べられたものとは少しずれている面もあるが、現実に適応されたものの実体としては、まさに教条主義そのものになる、という指摘は正しい。

近年、医学一般においても、EBM のみではあまりにデータ偏重の教条主義的な印象が強いからか、語りに基づく医療（Narrative-based Medicine：NBM）の重要性を述べる主張が多く聞かれるようになった。これは EBM 研究者であるグリーンハルとハーウィッツにより一九九八年に提唱された。「患者の病い」と「病に対する患者の対処行動」を、患者の人生と生活世界における、より大きな物語の中で展開する「物語」であるとみなす概念で、治療者と患者の間で取り交わされる対話を治療の重要な一部であるとみなすものである（斎藤　2005, pp. 180-5）。

こうした NBM と従来のデータ重視の EBM という二つの思考体系を車の両輪であるとして、どちらも重要であるとする立場が主張されるようになった。つまり車の両輪のように、EBM と NBM は相互に補完的であり、NBM を加えることによって EBM の体系は完成するという立場である。

この立場は、精神医学における BPS モデルと極めて似ており、折衷主義がその中心といえる。そのためにこのモデルは理想的で批判しにくいが、一般的に何ら指針を与えず、結局はデータ偏重へと引っぱられてしまうという現実がある。つまり近年、議論され、期待されている EBM・NBM の両輪モデルもまた、このガミーによる折衷主義批判からみれば、大いに問題ありなのである。（ただし近年、こうした従来の折衷的な考え方に対して、NBM は EBM を包摂・統合する（斎藤　2005, pp. 186-9）という考えも提唱されるようになってきている）

2. 多元主義の具体的応用

では、この両輪モデルをこえる方法はあるだろうか。ガミーはそれを精神医学においては方法に基づく精神医学（Method-based Psychiatry: MBP）であると主張する（ガミー　2012, pp. 288-309）。

それは各種療法を可能な限り単一に用いて治療を行う精神医学であり、多元主義の精神医学への具体的応用といってもよい。一つの方法（療法）を単一で用いるという点が重要で、あれもこれも式の折衷主義との大きな分水嶺である。

そして精神医学における特徴として、自然科学的側面と人文科学的側面とがあることから、説明と了解の二つの方法を適切に用いることを主張する。精神医学はこの両者をうまく使いわけることで自然科学と人文科学の中間に位置することができるのである。

そして、この了解と説明を用いる際にも、その根本的方法は単一に用いるということになる。それでは、単一に用いることの意味とは何なのであろうか。

折衷主義、多元主義のどちらであっても、実はその基礎は、実際の効果によって本質を考えようとする思想である「プラグマティズム」によって説明が可能である。いわゆる一般に考えられるように、効果があれば何でもよい式のプラグマティズムでは、諸々の方法を通俗的な道具として考えて、文字通り何をいくつ使ってもかまわない。つまり道具は多ければ多いほどよいと考えてしまう。現に寛容な折衷主義者であるマイヤーは、ジョン・デューイ（John Dewey, 1859-1952）の弟子として学んでいたという事実もある（ガミー 2012, p.3）。こうしたことから、折衷主義が擁護されると、その基本がプラグマティズムだと言われれば、ある一面としてはその通りであろう。しかし対する多元主義においてもまた同様にこれは成り立つのである。

それではこの両者の基盤として用いられるプラグマティズムは同一のものと考えてよいのだろうか。ここに、プラグマティズムの本質をめぐる問題が立ち現れる。効けば何でもよい的なプラグマティズムと、ウィリアム・ジェイムズが広めた本来のプラグマティズムとは何が異なるのであろうか。

この両者の相違こそが、ガミーのいう多元主義を折衷主義と分ける分水嶺なのである。つまり、どのようにプラグマティズムを理解するかにより、その結論は異なる。だとすれば精神医学のみならず、統合医療を深く理解するには、この本質的理解は不可欠なことになる。

3. 一つ一つの世界観

この両者の根本的な違いは、その道具によってもたらされた結果により、まさに結果として現れた世界観に、相違があるのか否かと考えられる。つまりある方法を採用する際に、その背景をなす世界観を、使用者が道具とともに採用しているか否かである。つまり折衷主義では、何ら思想もなく漠然と入手できる道具を、同時にもしくは次々と用いるのに対し、多元主義は、一つ一つ吟味して選択した後に、道具をその背景となる世界観とともに用いるということになる。

あらゆる方法を用いても、その道具がもたらす結果を真摯に受け入れなければ、結果が散在しているだけで、その世界観は変化せずアナーキズムのようになってしまう。それゆえ換言すれば折衷主義という一つの無思想な方法のみを用いているにすぎないと考えることもできる。

これに対して多元主義では一つ一つの方法に世界観があると見る。それゆえに各々の世界観を、安易に融合できないので、実際に適応するに当たっては、単一の方法の使用とならざるを得ない。それゆえにプラグマティックに一つ一つを試すにしても、時間的に分けざるを得ず、結果として純粋な形で施行することになる。これをガミーは読書を例に、以下のように述べている。

（折衷主義者の誤りに対して多元主義者の解答は）問題を解決することができるような単一の方法を見つけることである。ある意味、答えは簡単だ。本を読めばいいのだ。本をすりつぶして生化学的な構成成分へと分解してはだめだし、本に精神分析を行ってもだめだ。本を読まないといけないのだ（ガミー　2009, p. v）。

本を読むには一冊一冊の文字を追わなければいけない。そしてその世界観に入り込む。それが最良の方法であり、生化学的分析や精神分析はそれではないのである。

それゆえ、そこには複数の世界観があることになる。それこそ、どれほど完全な絶対神であろうとも、その外部にはまた別の世界があるとする多元的宇宙の考え方である。つまり一元的でない、相違なる多元的な宇宙像を認めているのである。

ジェイムズのプラグマティズムがその背景にもつ「多元的宇宙」という概念が、多元主義には想定されていると見ることができるのである。つまりジェイムズの思想は多元的汎心論といえる。同様の立場として東洋においては、『華厳経』を基礎に中国で構築された華厳思想がある。これは「一即多、多即一」という独特の世界像をもつ思想（伊藤 2009, pp. 244-7）であり、多元主義者としてのジェイムズの思想は、きわめて東洋的ともいえる。

そして我々は、このジェイムズの説くプラグマティズムという概念から、折衷主義と多元主義の違いに関する本質的な理解に到達しやすくなるのである。

次章は、このプラグマティズム概念の詳細とその発展過程を俯瞰することで、プラグマティズムと統合医療の本質に関する問題を考える。

第３章のまとめ

ガミーは折衷主義によって、多くの薬物を用いた療法が BPS モデルに基づいて行われているということを批判している。それは BPS モデルの在り方が、究極的には一元論的な「教条主義」に合流する、問題の多いモデルであるからである。

教条主義とは、文字通り教条的に物事を扱う、一元論的なアプローチのことをいう。ある単一の方法ないし、単一の理論がすべてのことがら、あるいはそのほとんどのことがらを説明しうるという見方である。

折衷主義とは、いかなる理論も、またいかなる方法も、正しいものである可能性が必ずあるとみなし、どの理論もあるいはどの方法も、決定的に正しくないということは決してない、とする見方である。つまり複数のアプローチを無造作に並列させる方法である。

統合主義とは、異なると思われた二つのものが、矛盾が解決され止揚されるといった方法である。関連のありそうないわば点線のかかわりを、一つ一つ実線に変えてくような地道な試行錯誤の結果ともいえる立場である。

多元主義とは、特定の状態や状況に対して、何らかの方法は他の方法に比べてより適正である、という見方である。ガミーは、教条主義の専制、折衷主義のアナーキーと比較し、多元主義を民主的であると喩えている。

近年、期待されている EBM・NBM の両輪モデルは、このガミーによれば折衷主義といえる。

より深い理解のための課題

教条主義・折衷主義・統合主義・多元主義は各々どのような特徴を有するか説明せよ。

EBM・NBM の両輪モデルは、何故、折衷主義なのか、理由を述べよ。

第4章　プラグマティズム

第1節　パースとジェイムズによるプラグマティズム

1. 多元主義における選択の基準

正統とされる現代医学に加え、多彩な代替医療をコーディネートしていこうとする統合医療は、まさにその多様な選択肢ゆえ、多元主義に基づくことが求められる。

統合医療には当然、現代医療も含まれるのであるから、診療の統一的方針であるところのガイドラインをはじめ、現在のEBMに基づく考えがなされることには問題はない。しかし医療とは本来、そうしたマニュアル的なものに限定されるものでもない。各々の代替医療においても、いわゆる科学的エビデンスの有無は大いに参考にすべきであるし、それを参考にして診療方法の選択を行うことも推奨されるべきことである。しかし、こうしたエビデンスを考慮した上でも、さらなる選択肢を可能にする多元主義を基礎とすべきと考える。それは多くの代替医療をその体系の中に取り込むこと、それ自体が統合医療という概念の第一義であることから当然の帰結である。

多元主義とは第3章において既に述べたように、ある療法単独、ないしは複数の療法を論理的整合性がある形で複合させたものを一つの体系として用い、各々を、安易に折衷させない姿勢である。つまり結果として、ある療法ないしは医療体系を単独に用いることで、その効果をフィードバックして知ることができる。これにより選択の修正も可能になる。これこそが、統合医療が安易な折衷主義に陥らず、多元主義をとるべき大きな理由であった。

ではこうした一元的でなく、折衷主義でもない多元主義に基づいて、統合医療を基礎づけたとして、次はその多彩な選択肢の中から、何を基準として真なるもの適切なものを選んでいけばよいのだろうか。

そこには実際の症例報告から、大規模スタディと称される統計的データ、さらには科学的とされる方法による推論の範囲を超え、伝聞・直観・啓示、などあらゆる方法の可能性があることになる。

ただいずれの方法で決断するにせよ、その帰結は苦を逃れ安楽を得る、端的に言えば治癒や寛解という結果を得る方向であるということである。それゆえ、選ぶべき方向の先に治癒という結果が望まれる方法を選択するということもできる。

つまり、真に正しい選択をすべき方法は、常に合理的に演繹されるというわけではなく、むしろその結果によって、真であるか否かが決定される方法がとられるべきである。我々はともすると、一元的、ないしは教条的に、何らかの体系から演繹することで正解を得たいと考えてしまう。それこそを真理と考えたくなるものである。

一方、こうした一挙に問題を解決しようとする合理主義の誘惑に惑わされることなく、部分的かつ現実的に解決しようとするのが、経験主義の重要な側面である。しかし、経験主義もその立場を専らとすれば、唯物論的側面が強まり、あらゆる場面において懐疑的になってしまう。そこで現実の結果を重視することで、この両者を調停しようという発想が現れることになる。ジェイムズはその発想について、次のように述べている。

私がみずからまず解決に手がけようとするのはまさにこの点なのである。私は両種の要求を満足させることのできる一つの哲学として、プラグマティズムという奇妙な名前のものを提唱する。それは合理論と同じようにどこまでも宗教的たることをやめないが、それと同時に、経験論のように事実との最も豊かな接触を保持することができる（ジェイムズ　1957, pp. 40-1）

ここにプラグマティズムという思想が出現する。これは結果を重視する実用的な思想であり、わが国おいては「実用主義」などとも訳される。また通俗的には、その思想の一面のみから「実験主義」や「道具主義」としてとらえられることも多い。それゆえにこれらの用語は、多くの誤解を招き、プラグマティズムという思想自体の本質を捉え損なうことも少なくないので、ここではプラグマティズムとして、そのまま扱うことにする。そしてこのプラグマティズムが、多元主義における選択の基準となりうるのである。

プラグマティズムはその思想的背景として、実験科学を基礎とした実験主義的な思想と、エマソン（Ralph Waldo Emerson,1803-1882）に代表されるキリスト教内部の反権威主義・個人重視の運動である超越主義があるといわれる（仲正　2015, p.34）。その理由は、アメリカ人の思想的自立を促すエマソンには、プラグマティズムが重要視する思考と行為の密接な結びつきを主張している点があるからである（魚津　2006, p.38）。

そして時代背景として、南北戦争の影響が極めて大きい。南北が対立する思想の中で、いかにそれらを解消するかという問題は、当時の切実な問題であった。こうした社会的背景の中でプラグマティズムは誕生してくるのである。

それゆえ、様々な人種のルツボであるアメリカにおいて、相対する思想の衝突する中に生まれた思想だからこそ、科学と非科学の対立の中で幾多の療法が乱立する、統合医療の問題への道標となりうる、と考えられるのである。

そしてその思想体系の変遷は、当然、具体的分野（ここでは統合医療）の思想的変遷と無関係ではありえない。つまり統括しうる思想の挙動は、当該分野の具体的挙動のひな形となりうるのである。それゆえにプラグマティズム思想の歴史的変遷過程も併せてみていくことにする。そしてこれが、統合医療とプラグマティズムとの密接な関連を論証することにもつながるのである。

プラグマティズムという概念は、その論者により趣が少しずつ異なり、必ずしも首尾一貫した同一性があるとはいえない。しかし各々の論者の主張するところは、その実用という点において一致する。パース、ジェイムズにより提唱され、デューイにより発展し、クワイン（Willard van Orman Quine, 1908-2000）による分析哲学の流れを経て、ローティ（Richard Rorty, 1931-2007）のネオ・プラグマティズムに至る、その発展の流れには、各々の現実をめぐっての格闘がある。

そして、各々の観点は独自に「今」の問題を切りとっている。それゆえにそれらは、その変遷と軌を一にしながら、同時に統合医療の異なった側面を照射することにもなるのである。

それでは次に、そうしたプラグマティズムの思想およびその変遷に関して、とりわけパース、ジェイムズ、デューイ、ローティに着目し、彼らの観点から提示される統合医療の姿を考察していくことにしよう。

2. パースのプラグマティズム

プラグマティズムとは元来、「なされた事柄」「行為」を意味するギリシア語 pragma に由来する（魚津　2006, p.78）。このプラグマティズムはチャールズ・サンダース・パースにより提唱され、ウィリアム・ジェイムズにより広く知れわたることになった概念である。

提唱者のパースは、1839 年ハーバード大学の数学・天文学教授を父にもち誕生、自身もハーバード大学を卒業し、合衆国沿岸測量部に就職した技術者であった。そして若年より哲学に強い関心を持ち、同大学にて科学哲学の連続講演なども行っている。特にカントに興味をもち、『純粋理性批判』はほぼ暗記するほどであったという。それゆえに「私はカントの『純粋理性批判』にたいする反省によってこのマクシムにみちびかれた」と述べ、概念を明晰にし、その意味を明確なものとするために、その中心的概念である以下のような「プラグマティズムの格率（マクシム）」を示した（魚津　2006, pp. 72-5）。

ある対象の概念を明晰にとらえようとするならば、その対象が、どんな効果を、しかも行動に関係があるかもしれないと考えられるような効果をおよぼすと考えられるか、ということを考察してみよ。そうすれば、こうした効果についての概念は、その対象についての概念と一致する（パース　1980, p.89）。

この格率の要点としては、第一に、概念は私たちの行動と関係する結果を考えることにより、明晰に把握されなければならない。第二に、それらは知覚像、イメージとは厳に区別されなければならない。第三に、その概念の担い手は個人ではなく私たち（we）である、ということである。特に後述するジェイムズによる格率との相違を考える際、私たち（we）が担い手であるという点は重要で、パースは哲学探究を、共同で観察可能な事象に触れる「共同観察学」としてとらえていた（笠松　2012, pp. 104-5）。

これに対してジェイムズは私（I）という個人の立場に立脚し、それゆえに両者の真理観にも大きな隔たりが生じたとされる。

パースは、この概念の適用例として「固い」と「重い」という二例をあげている。すなわち、あるものが「固い」という場合、それは他のものでひっかいても傷がつかないということを意味する。また同様に「重い」という場合、物体に上向きの力が加わらなければ下に落ちるということを意味する、というわけである。

つまり概念の意味をつねに、実際的なかかわりのある結果と結びつけて考えているのである。そしてこのパースの考えには、彼の職歴に加えて、この二例からもはっきりとわかるように実験が想定され、その実験による結果が観察されるということが予期されているのである。こうしたパースの考えは、後に論理実証主義へとつながるものであり、意味の検証理論の先駆とされる。

そもそもパースは、このプラグマティズムという考えを、カント（Immanuel Kant, 1724-1804）の『純粋理性批判』から引き出している。同書の「超越論的方法論」によれば、プラクティッシュ（実践的）な法則には、モラーリッシュ（道徳的）な法則とプラグマティッシュ（実用的）な法則とがある。このうちモラーリッシュ（道徳的）な法則は、定言命法のかたちで、経験に基づかずアプリオリに与えられるものである。対してプラグマティッシュ（実用的）な法則は、経験に基づいてアポステリオリな仮言命法のかたちで与えられるものである。つまり、「～なら、～しなさい」というもので、この仮言命法に基づいて「プラグマティズムの格率（マクシム）」を考案したのである（魚津　2006, p.78）。

そしてパースは、信念に到達しようとする努力を「探究」と名づけ、そのための方法として『信念の確定の仕方』において、以下の四つを挙げている（パース　2014, pp. 144-67）。

（1）固執の方法（自分の願望にかなうように強固に思い込む方法）
（2）権威の方法（集団を率いる権威者および集団の目的に依存する方法）
（3）ア・プリオリの方法（人間に与えられている理性や合理性に依拠する方法）
（4）科学の方法（事実に一致することを経験的に確認する方法）

そしてこれらのうち、哲学の探究は、すべての人の信念が同じものへ導かれるであろう「科学の方法」を採用すべきであると主張する（魚津　2006, p.85）。そしてそれにもとづく探究の過程は、次のようになる。

不可解な現象を観察して、問題解決をするための仮説を思いつく段階である「仮説形成」、そして仮説の内容を論理的に分析し、論理的推論を経てある結論が予見として導出される「演繹」、導出された結論の真偽を検証し、信念（知識）が獲得される段階である「帰納」である。こうした過程からも明らかなように、パースは直観により把握されるような絶対的真理を拒否し、間違う可能性を認め、訂正や否定の可能性もあるとする「可謬主義」を唱えたのであった（笠松　2012, pp. 105-6）。

パースはこうした考えを基盤に真理を追究した。彼のいうところの真理は、帰納的な実証的経験を重ねることで、次第に困難ながらもそこに近づくことができる、というものであった。それは現状としては誤りを含みうる可謬的なものでありながらも、そこに近づきうるという暫定的真理といえるものである。

第3章でも述べたように、ガミーはこうしたパースの考えを基にして、折衷主義を棄却し、多元主義を採用した。つまり、多元主義における意思決定に必要な信念を、『信念の確定の仕方』において述べられた、4番目の方法である「科学の方法」に基づいて行うのである。プラグマティズムにおける信念の重要性は、次に述べるジェイムズにおいても強調され、主に科学において展開されるパースの理論よりも、さらに広範な領域を扱うことになる。

ガミー自身は安易な折衷主義へと陥らぬよう、どちらかというとパースのプラグマティズムを重視しているが、それはやや厳密性に欠けるジェイムズの真理有用説を回避したいという考えに基づいている（ガミー　2009, pp. 142-3）。

また、かつてのアドルフ・マイヤーのように、プラグマティズムを折衷主義モデルの支持に用いている者に対して、ガミーは、パースの主要論文である『信念の確定の仕方』を理解していない、と述べていることからもパース重視がうかがわれる（ガミー　2009, pp. 143-4）。

しかし、精神医学領域の諸々の問題解決のために、ヤスパースの説明と了解の理論を援用するにあたっては、その基礎として、やはりジェイムズの考えを主軸に据えざるをえない。それは、パースのみでは、自然科学的な「説明」としての要素が強く、人文科学的な「了解」の要素が手薄になるからであり、それは彼の格率が、私たち（we）に立脚していることに起因するからでもある。

では、次にガミーが「プラグマティズムと多元主義の双方を同程度に最も詳述した人物（ガミー　2009, p. 144）」と称するジェイムズをみていくことにする。

3. ジェイムズのプラグマティズム

パースに対して、ジェイムズは、功利主義的な論理面を重んじた形で、このプラグマティズムを解釈した。そしてその理解により、プラグマティズムという概念は世間に広く知られるに至ったのである。では、このプラグマティズムを広めたジェイムズとはいかなる人物だったのであろうか。

ジェイムズは、一八四二年に神秘主義者E・スウェーデンボルグ（Emanuel Swedenborg, 1688-1772）の研究者を父として誕生した。当初は画家志望であったが挫折し、ハーバード大学医学部に入学。その後、医学博士の学位を受けたのち、比較解剖学・生理学から心理学へとその専門を変え、感情は身体運動に起因するという「ジェイムズ＝ランゲ説」を発表した。これは「悲しいから泣くのではない、泣くから悲しいのだ」というた一節で著名な学説である。その後さらに、哲学へと専門を変更し、哲学教授に就任するというめまぐるしい経歴をもつ。また宗教にも興味を抱き『宗教的経験の諸相』を出版、さらには心霊現象にも強い関心を示し、心霊学会会長をもつとめている。多くの学問領域を越境した多彩な人物といってよいだろう。

こうした幅広い学問領域を渡り歩いたジェイムズによる、プラグマティズムの原理である「プラグマティズムの格率」を以下に見てみよう。

> ある対象についての私たちの考えを完全に明晰にするためには、その対象が実際的などんな結果をふくんでいるか、いかなる感覚がその対象から期待されるか、そしていかなる反応を用意しなければならないか、を考えさえすればよい。こうした結果がすぐに生じるものであろうと、ずっと後におこるものであろうと、こうした結果について私たちの概念が、その対象にかんする私たちの概念のすべてである（魚津　2006, p.58)。

この格率は、概念の対象がもたらす実際的結果を考慮するという点では、パースのものとほぼ同一といえる（魚津　2006, p. 137）。

しかし、両者の違いはジェイムズ自身も、パースが表現しているよりもっとひろく表現すべきである、と述べている通り、実際的な操作である実験から得られる経験に限定しているパースに対して、情緒的な反応をも含む、幅広いものを対象にしている（魚津　2006, p. 138）。そして文面にもあるように、実際的な結果に関してはすぐにも生じるが、後にも生じる、という点でこれによりさらに意味するところが拡大される。

さらに敷衍すると、普遍的な経験を重んじるパースに対して、ジェイムズにおいては情緒的なものを含むがゆえに、個人的な特殊な経験というものも重視される、ということになる。それゆえに宗教への関心も高まり、『宗教的経験の諸相』といった著作へとつながるわけである。

これは文中では、we（私たち）を主体として述べられているものの、明らかに個人としてのI（私）が織り込まれており、それゆえに真理の有用性（真理有用説）として展開することにも起因する（笠松　2012, p. 108）。つまり、あくまでも個人としての明晰性が求められているのである。

こうした両者の格率の相異は、ジェイムズ自身がプラグマティズムに注目した当初から、対立する二つの概念の調停に関心があったことにも関係する。例えば、経験論と合理論の対立、さらには科学と宗教というような対立を仲裁、調停することを念頭に置いていたということである。つまりジェイムズは相反する二つの考えの調停を目的として、このプラグマティズムを世に問うたことになる。

この対立をジェイムズは「軟らかい心の人」と「硬い心の人」の対立として例を挙げている。前者としては、合理論的・主知主義・観念論的・楽観的・宗教的・自由意志論的・一元論的・独断的といった概念がその諸特性としてあげられる。これに対する後者の諸特性としては、経験論的・感覚論的・唯物論的・悲観的・非宗教的・宿命論的・多元論的・懐疑的、となる。そして両者が敵対し、軽蔑しあっているというのである（ジェイムズ 1957, pp. 20-1）。確かにこの構図は、ジェイムズの時代に限らず、現代でも全く同様に適応できる。そして、この対立構図はあらゆる場面で現れる。

統合医療をめぐっても、科学たる現代医療と非科学たる代替医療の第一境界をめぐる対立、さらには多彩な代替医療の内輪での第二境界をめぐる対立においてさえ、こうした構図になっていることがほとんどである。まさに、いつ果てるともない対立構図への方策として、ジェイムズはこのプラグマティズムを見ていたのである。

それゆえに、事実と価値、科学と宗教という対立を調和し、大衆の要求に答えた彼のプラグマティズムは、広く受け入れられるに至ったのである（笠松　2012, p. 109）。

こうしたジェイムズの思想ゆえに、提唱者のパースとは異なる、彼独自の真理観が展開される。つまりパースの「プラグマティズムの格率」を真理の基準とするところまで拡張解釈したのである。

そもそもは概念が意味を持つか否かについて、その結果を顧みることによって判定するという基準であったものを、観念が真であるかどうかを、実際的な結果を考えることによって判定する基準、として利用したのである。そしてこの実際的な結果として、観念の対象に操作を加えたり、実験をしたりして予測される結果のみならず、その観念を信じることによって得られる様々な結果、をも含めた（魚津　2006, pp. 142-3）。

これにより普遍的真理を目指すパースと同様の主張に加え、宗教観念など特殊な経験も、その限りにおいて真理と認める限定的真理を認めたのである。つまり、信じることが有益である限りは真である、という考えである。こうした考え方は、すべての観念を道具としてとらえたデューイの道具主義へとつながっていくことになる。

こうしたジェイムズの真理観は、広く代替医療を取り扱う統合医療にとって、極めて有用である。それは、スピリチュアリティをはじめ、祈り、生体エネルギーなどいわば「目には見えないもの」を、現代医療という「目に見えるもの」のなかで扱うときを想像すれば理解しやすいであろう。

これらは、たとえ普遍的な効果を及ぼすことがないにしても、個人という限定された特殊な経験において有益であれば、医療という場面においては十分事足りる。臨床医学という経験がなかったにせよ、医学部を卒業した経歴を持つジェイムズであれば、当然、念頭に置いたであろうことは想像に難くない。

それではこのような真理観を展開したジェイムズはどのような考えをその基盤にもって

いたのであろうか。元来、心理学者であったジェイムズは、人間の思考過程を五つの特徴に分けた。以下にその概略とともに示す。

（1）個人性：思考は個人的であるということ。
（2）変化：思考は常に変化するということ。
（3）連続：思考は常に連続しているということ。
（4）志向性：思考は常に対象に関わり、認識する機能を持っているということ。
（5）選択：思考は常に対象のある部分を選別しているということ。

それぞれの特徴を見ていくと、（1）については絶対的孤立、徹底的多元と述べ、ここから彼の多元論の考えが展開される。そして（2）により、その思考はつねに変化するということになる。そして（3）により、思考はつねに連続していることを述べる。これは従来の経験論や合理論は意識の実質的部分のみを強調し、その推移的部分を無視してきたとして、そこに注目し、「感じ」ともいうべきものが存在すると主張した。そして（4）により、その思考は志向性をもち独立の対象を扱う。そして（5）は、思考はつねに対象のある部分を選別しているということで、これは各々の抱く関心により記憶するところなども異なり、これが各人の自我を構成すると主張している（魚津　2006, pp. 170-5）。

こうした一連の考えをもとに、意識は実体として存在するものではなく、事物を知る機能をあらわしているにすぎないとジェイムズは主張した。こうした立場から彼は「根本的経験論」を展開することになる。

これは、直接経験されない要素はこれを実在として認めない、かつ因果性を否定したヒュームとは異なり、直接経験されるいかなる要素もこれを実在として受け入れる、とするものである。そして、その世界を構成するただひとつの素材を「純粋経験」と名づけたのである。

この考えは、実在が経験に先んじてあるわけではなく、いわば純粋経験の立ち上がりの刹那に実在が現れると考えられるので、対象に操作を加えた結果をもって、その本質とするプラグマティズムの思想と極めて相性が良い。

そしてこの純粋経験の考えは、わが国独自の哲学とされる西田哲学に多大なる影響を及ぼすこととなる。西田幾多郎（1870-1945）は、ジェイムズの誰もが感じうる感覚としての純粋経験という概念を、わが国の禅の思想と融合させ、独自の哲学を展開した。この西田哲学は、日本における統合医療の重要な思想であるとみなす識者もおり、とりわけ西田の「絶対矛盾的自己同一」といった概念は、統合医療との親和性が強いとされる。統合医療を実践する医師である水上治は、現代医療と代替医療、医療者と患者、正常細胞とがん細胞、生と死、という対立構図に絶対矛盾的自己同一を通察し、西田哲学の徹底した自己否定を日本型の統合医療の中心に据えて論じている（水上 2015, pp. 14-20）。そしてこれはある意味当然で、むしろ統合医療の思想的基盤にプラグマティズムが存在することの証左といえる。

ただし、ジェイムズ自身は、プラグマティズムと根本的経験論との直接的関連はないとしているが（ジェイムズ 1957, p.9）、思想間のある種の類似性のみならず、純粋経験という概念に触発された西田哲学が、プラグマティズムの目指すところである「主客同一」や「絶対矛盾的自己同一」に至る思想である点から、大いに関連するといえる。

次はこのジェイムズのプラグマティズムを更に追いながら、多元主義に基づいた統合医療の在り方を考えていく。

4. 多元主義に基づいた統合医療

概念の調停を図ろうとするジェイムズのプラグマティズムをめぐる考え方は、幾多の代替医療を包括する統合医療へ示唆するもの大である。その中でも根本的な問題をここでは考えていく。

統合医療のあるべき形として、これまで多元主義であるとして論じてきたが、本来、多元といえば、統合ないしは統一と対になる語でもある。通常考えれば、ここには語義的矛盾があるともいえる。こうした考えに対してジェイムズは、そもそもプラグマティズムといった考えを、合理論と経験論をはじめとした多くの対立を仲裁する概念として提唱したことを思い出されたい。

つまり合理論者は統一的な原理を押し立てるし、経験論者は多元的に世界を見ていこうとする。この対立の仲裁を目的にしているのであるから、統合と多元を統一していこうとするのは当然である。ジェイムズはこの対立を「可能性の効力」に関していると主張する（仲正　2015, p. 187）。

ジェイムズはこれを世界の救済という究極の事象にからめて議論しているが、救済を治癒と読み換えれば医療に関してそのまま適用することができよう。

これは「世界は救済されねばならぬしまたされるだろうと主張する人々と、世界は救済されるかもしれぬと信じて甘んじている人々」（ジェイムズ　1957, p. 282）と表現しているもので、いうまでもなく前者は合理論者で、後者は経験論者なのであるが、これらには可能性の効力による差異がある、というわけである。つまり、救済のための現実的な条件が増えるにしたがって蓋然性が高まっていくというのである。これをジェイムズは以下のように述べている。

（世界救済の）条件がより多く存在すればするだけ、妨害条件はより少なくなるか救済の可能性がよりよく基礎づけられていればいるほど、救済の事実はより多く蓋然的となるのである（ジェイムズ　1957, p. 285）。

ここでは、プラグマティズムの基礎となる部分は、一括で救済する合理論ではなく、多元論的でかつ経験論に沿った考え方であるといえる。それゆえに、合理論に代表される一元論的で安易な楽観主義には、違和感を覚えることになる。

彼はまた、宗教的な楽観主義をして、あまりに牧歌的と評している。つまりここには、通俗的プラグマティズムにありがちな浅薄な認識はなく、むしろ多元論的な経験論による救済を考えれば、そこには様々な現実の困難や苦悩が含まれるのが当然であると考える。換言すれば、そこには統一的かつ一括した救済ではなく、多元にもとづくがゆえに、一括ではなく部分的とならざるをえない救済が念頭に置かれている（仲正 2015, pp. 186-92）。

つまり統合医療においても、合理論に基づいた一括した救済があるわけではなく、場面や症例ごとに異なる救済とならざるをえない。そして部分的な救済であることが、統合医療がその特徴として強く主張する個別性の根拠にもなるのである。本来的な個別医療であることは、当然ながら多元的であるのである。

そしてジェイムズは、こうした多元論に基づいて、合理論的一元論者としてのヘーゲル批判を展開する。ある種、ヘーゲルの弁証法の有用性を認めながらも、一切を包括する理性により知られるただ一つの真理、という考え方を批判したのである。ジェイムズは『多元的宇宙』において、ヘーゲルの思想を以下のように述べている。

> 彼は、すべてを結合していて、あらそうことができないほど確実なものであるところの一つの真理という考え方に支配されていた。この真理は、わかちがたく、永遠で客観的で、必然的なものでなくてはならなかったし、すべての個別的な思考がそこにみちびかれて完成するものでなくてはならなかった（ジェイムズ　1961, p.79）。

こうした合理論的一元論は、今日の科学の多くの場面において、意識されるか否かは問わず、暗黙の裡に認められる思想である。当然、科学を自認する現代医学においてもいうまでもない。それゆえに、合理論的一元論へのジェイムズの批判は、統合医療のあるべき姿を示しうるものとなるのである。

そして彼は健康について、我々はとかく健康を何か原理のように考えがちであるが、それは「具体的な事物のなかに生きている」（ジェイムズ　1957, p. 221）のだと述べている。

こうした彼の健康観も、絶対的な健康観を有しない、多元的な統合医療の健康観と非常に近いといえよう。

統合医療の中心的なコンセプトは、合理論的にすべての問題が解決されるような、一元的な理想的医療ではなく、試行錯誤しながら様々な方法を重ねることで救済（治癒）の蓋然性を高める医療である。

そして、代替医療を選択肢の一つとして統括しているので、「統合」医療と称しているが、その前提となる姿勢はプラグマティックに考えた場合、経験的かつ多元的であらざるをえず、合理論的一元論によるナイーブな統合医療観と峻別し、ここにそのあり方を明確にするために、多元主義に基づく統合医療を、多元的統合医療と称したい。

5. プラグマティズム批判と統合医療

統合医療において、ジェイムズによるプラグマティズムを考えるにあたっては、その真理についての議論からの示唆も大きい。

治療法に関して「効けば何でもいい」という巷間よく耳にする主張への回答についてである。これは、通俗的な理解によるプラグマティズム批判としてもよくあるものである。わが国において、プラグマティズムが、一部「実用主義」と訳されたことにも起因することであるが、「効けば何でもよい」という浅薄な理解にもとづき、反射的にこの思想を批判するという類のものである。この通俗的批判は、統合医療、プラグマティズムともに何度となくくり返されており、効けば何でもよいというこの種の言説が、折衷主義であるのは改めて述べるまでもない。

この問題の根本には、プラグマティズムを真理の相対主義だとする考えが通底している。これに対して、当時からこうした批判が多かったらしく、ジェイムズ自身もその批判に対して次のように述べている。

プラグマティストはすべての客観的な基準を破壊して愚かさと賢さを同一の水準に置くものだ、と批判者たちは非難するのである（ジェイムズ　1957, p. 234）。

それに対して彼は以下のように答える。

真理を承認すべきわれわれの義務が、無条件的であるどころか、恐ろしく条件づきのものであることは全く明らかである（ジェイムズ　1957, pp. 232-3)。

つまり、真理を真理として承認する義務が、プラグマティストにはあるというのである。つまり真理の相対化などでは決してなく、逆に抽象的な真理に固執している合理論的一元論の人たちの方がよほど地に足がついていないと主張するのである。つまりプラグマティストは、その批判者よりはるかに真理に向きあっているとして以下のように述べる。

プラグマティストは過去から搾り取られた真理という投下資本の全体と、自己の周囲の感覚界の威圧との間に自分が閉じ込められていることを他の何人よりもよく知っているのであるから、われわれの心の動きを制御する客観界の支配のこの巨大な圧力を彼ほどに感ずるものが果たして他にあるであろうか　（ジェイムズ　1957, p.

234)。

この反論は統合医療を論じる際に、現代西洋医学のみの優位性を安易に主張する者への手厳しい批判にもなりうる。医療というものに真正面から取り組もうとする際、現代西洋医学、ひいては科学そのものの有する問題を強く意識できる者は、代替医療を内包する統合医療を弁護する者に多い。それは、その境界を常に意識せざるを得ないからでもある。そして真に科学的であろうとする者は、科学と非科学の線引きに対しても真摯な態度で臨み、慎重に判断するものである。これに関してジェイムズは以下のように述べている。

真理の領域において、宇宙の合理性を真によりよく弁護する者は、プラグマティストであって、合理論者でないことは確かである（ジェイムズ 1957, p. 237)。

ここでの真理を「治癒」に、プラグマティストと合理論者を、それぞれ「統合医療の医師」と「現代西洋医学のみの医師」と読み換えると、前の主張と何ら矛盾しないものになる。つまり医療をよりよく弁護するのは、統合医療の概念なのである。ここにもジェイムズのいうプラグマティズムと統合医療との、概念の親和性をみることができよう。

第2節　デューイとローティのプラグマティズム

1．デューイの道具主義

統合医療という体系における多元主義の必要性と、そこにおける合理論と経験論の対立への仲裁といった観点において、ジェイムズのプラグマティズムが示唆する点は大きい。それではこの統合医療という医療体系を、実際に我々はどのように活用していけばよいのだろうか。その心構えとは何だろうか。

こうした問題に方向性を示してくれるのが、思考や行動を「道具」としてとらえる「道具主義」を論じたデューイによるプラグマティズムである。

歴史的にも、パース、ジェイムズの両者をひきつぐ形でデューイが現れる。デューイは、青年時代に南北戦争を経験したパースやジェイムズと異なり、はっきりとしたこの戦争への記憶がないといわれる（仲正　2015, p.43）。大学卒業後、高校教師を経て、ジョンズ・ホプキンス大学大学院にて哲学を専攻し、その後、師であるG・S・モリス（George Sylvester Morris, 1840-1889）急死後、ミシガン大学教授となる。その後、教育哲学および、民主主義論を中心にその哲学を展開していく（魚津　2006, pp. 234-7）。

デューイのプラグマティズムは、我々がどのように個人として「道具」である統合医療を活用すべきかといった、いわば個人からの視点を示唆してくれる。デューイの道具主義は、思考というものを自然や社会というものに対して、適応行動のための道具であるとみなす立場であることから、統合医療というものを、彼のいう道具としてとらえ、自らの健康や疾病の予防に役立てようとすることができる。

そもそも広く医療というものが、ここでいう道具そのものとしてとらえることができる。通常科学が幅を利かす現代においては、代替医療が非科学であるとして、道具としてその機能までも無視されることが多い。そうした中で統合医療は、代替医療も含むことで、あらためて医療における道具というものを、幅広く設定していると見ることもできる。

デューイの基本的主張は、考えるということは環境をコントロールするための道具である、というものである（魚津　2006, p. 242）。そこでは、一般的な意味合いでの思考と行動が前提となっているので、代替医療をも含む医療的行為もまたそこに含まれる。つまり身体という環境をコントロールするための方法論という道具が、様々な医療体系という思考になるのである。

道具主義の思想によって、我々は、伝統医療を含め代替医療の各体系に取り込まれている、諸々の治療法を一つの思考とすることで、いわばそれらを道具としてとらえることが可能になる。

これは道具という単位であれば、ある体系から一度その要素を切り取って、再構成したとしても変わらないので、いわばデリダのいう「脱構築」の概念としてとらえることもできるだろう。道具主義は、そもそも思考を道具としてとらえることであるから、現代医療の文脈において、代替医療の有する諸治療を道具として用いることは、まさに医療の脱構築と解釈してよいだろう。

プラグマティズムが、その結果を重視する思想であるがゆえに、導き出される結果である。現実として、統合医療の現状もこのような流れによって展開しつつある。

デューイは真理というものは終わることのない探求の彼方にある理念的極限と考える。つまり現在の真理は究極的な真理に至るまでの暫定的真理であるということである（魚津2006,pp.257-8）。そしてその真理は、命題と事実が対応するとする真理対応説に立っており、この対応を問題解決としてとらえるのがその特徴である。

デューイにとっての真理は、ジェイムズのいう有用性を問題解決の可能性としてとらえ、それを介することで真理として認められるものであるとした。そしてこの問題解決といったキーワードには、有用性といった場合よりも、積極的な主体のかかわりを読み取ることができる。つまり、我々は問題解決をする主体である。それゆえにその主体の思考及び行動には、責任が発生してくるのは当然である。つまりここには結果についての責任をうけいれる、我々の姿勢も折り込まれているとみるべきである。責任についてデューイは、以下のように述べている。

特殊な所為を理知的に決断したことに対する責任と併行して、こうした所為を支持し、それにその究極の帰結と性質とを与えてくれる、全体に対する、責任の重荷から、気持ちよく開放してくれるものが伴うかも知れぬ（デューイ　1960, pp. 260-1）。

そしてこの「決断したことに対する責任と併行」するという過程が重要である。それにより各人の責任と並行して、各々の帰結へとつながるのである。人は個々で異なる。それゆえにこうした帰結の一つと言える「健康」というものの意味するところも、各人によって異なることになる。以下にデューイの健康観をみてみよう。

いかに健康に生きるか、あるいは、いかに正しく生きるかは、人によってちがう問題である。……健康に生きることをめざしているのは、人間一般ではなく、或る特定の欠陥に苦しむ特定の人間なのであるから、この人間にとっての健康の意味が、誰か他の人間にとっての意味と全く同じということはあり得ない。健康に生きるということは、他の生き方から独立に、それ自身として獲得されるものではない（デューイ　1968, p. 177）。

ここで述べられる健康観は、統合医療といった枠をこえ、広く医療・保健全般の領域において首肯できるものといえよう。

このようにデューイの思想は、統合医療における多彩な方法論を問題解決の道具としてとらえることで、個人の立場からどのように統合医療を取り扱っていくべきかの指針を与えてくれる。またその選択にあたっては、筆者自身も統合医療における「覚悟」の重要性を述べている（小池　2011,p.186）通り、結果に対する各人の責任を伴うことが示されている点も重要である。

あくまでも個別の問題であるから、そこには自らに対しての大きな責任を伴うのである。それを実際に成すのが、覚悟といえよう。

しかし、一方で個人が覚悟をもって前を向くことは、強い不安や恐怖を伴うものでもある。これについてデューイは、プラグマティズムという新しい理論によるショックについて語った後、次のように述べている。

専ら秩序を重んじ、発展を苦痛と感じ、変化を煩わしいと思うような社会は、どうしても、頼りになる超越的真理の固定的体系を求める。真理の源泉および承認を求めて、既に存在しているものを振り返る。前にあるもの、先立つもの、オリジナルなもの、アプリオリなものに保証を仰ぐ。前方を、偶然的なものを、結果を見るような思想は、不安と恐怖を生む（デューイ　1968, pp. 169-70）。

こうした言明は、通常の現代医療のみを絶対視する者に対しての挑発にも聞こえるが、統合医療推進の立場にある者としても、その承認を求めようとする姿と重ね合わさり、改めて考えさせられるものでもある。

また一方で、統合医療を是認するものとして、多くの代替医療が有する独我論的で、アプリオリな体系に対しても疑問を投げかけることは重要で、これらを脱構築していく勇気も同時に必要なのである。これは多く指摘される代替医療の危険性に対し、積極的に対処する姿勢であるともいえる。

医療の受益者ならびに提供者を問わず、個人がどのようにしてこの多様な方法論に臨むかという視点で、デューイの道具主義の示唆するものは大きい。それは覚悟ともいえるし、各々の有する世界観を受け入れるともいえる。いずれにせよ、その責任をとるということに他ならない。

こうしたことがおざなりにされると、一見プラグマティズムに基づいているようでも、折衷主義へと陥ってしまう。それはデューイとも親交の深かったアドルフ・マイヤーが、第3章で述べたように、BPSモデルという典型的な折衷主義に陥った末に、危険な精神医療における手術を回避できなかった事例をみれば明らかである。

ではデューイは真理に対して、どのような探究モデルを考えていたのだろうか。デューイによる探究の過程は、パースのような科学者共同体の探究過程を、広く社会的なものへと拡張したものであり、それゆえに両者に同一の論理的構造とプロセスをもたらしたと考えられる。デューイの探究の理論は以下の六つの過程から成る（笠松　2012, pp. 115-6）。

（1）不確定な状況：環境とのバランスの崩れた不安定な状況。
（2）問題設定：不安定な状況の中で、問題の所在や特質を観察し把握する。
（3）問題解決プランの決定：安定状況へ向けて問題解決のプランを定める。
（4）推論：解決プランを論理的に検討・再構成し、その仮説をテスト（実験）に移す見込みをつける。
（5）テスト：仮説が実験的行為により検証される。
（6）保証付き言明可能性：実験により問題解決につながった仮説が、知識として把握される。結果、状況は確定し、安定したものとなる。

この過程を経て獲得された「保証付きの言明可能性」は、未来において同様の問題が生じた場合、その問題解決に向かう探究の「道具」となるのである。これがデューイのいう道具なのである。

そしてこの道具は、修正や否定の可能性もあり「可謬性」を持っていることになる。これはパースの可謬主義と類似している。またデューイの道具主義は、思考を行為への前段階としてとらえる点もパースの思想と類似し、両者の共通点は少なくない。しかしこうした両者の共通点にもかかわらず、デューイはジェイムズを極めて高く評価する一方で、パースにはあまり関心を持たなかったといわれる（魚津　2006,pp.240-2）。

パースの探究の過程と同様に、デューイの探究過程も、多元主義における選択に重要なものである。その特徴は、探究によって獲得された保証付きの言明可能性であり、それこそが他ならない探究の道具なのである。我々は統合医療という領域において、こうして吟味された道具という知識を武器に、身体の可能性を探求していく権利を有しているのである。そしてこれは言い換えれば、吟味された道具でなければ、つまり、我々がしっかりと熟慮したうえでなければ、安易にいかなる介入をも選択すべきでない、ということでもある。

デューイ自身は責任をうけいれる重要性を説いているが、「道具」という即物的で並立しやすいイメージを有する語を用いたために、結果として、マイヤーに代表される安易な折衷主義を引き寄せることにつながったことを肝に銘じておかなければならない。

2. ローティのネオ・プラグマティズム

デューイのプラグマティズムから、個人として責任を引き受けながら、道具として代替医療を用いていく統合医療の在り方をみてきた。これは、選択する医療者側や患者・クライアント側の責任を伴う、いわば個の立場に立脚するものであった。

では、多様な方法をもつ各代替医療には、多くの施術者や医師、医療従事者その他の人々が絡むが、そこにおける各々の連携について考えてみたい。

多様な集団での連携は、どのようにあるべきなのだろうか。また個人として、個々の問題解決がうまくいかない場合はどうすべきなのだろう。そもそも、真理がジェイムズのいうように限定的であるとするならば、我々は一体、何を基準に選択していけばよいのだろうか。

実際問題としてこうした状況においては、自力で書籍やインターネットから情報収集するか、優れたコーディネーターに相談するか、もしくは集団の知を有効活用することになる。この集団の知を得る方法の一つが、カンファレンスである。

ここでいう集団とは、受益者と医療従事者ともに意味するものとする。つまり原則として、医療従事者に限定されなくてもかまわない。そして、ここでの基盤となるのが「会話」ということになる。この会話を重視し、哲学自体を体系的哲学から啓発的哲学へと移行すべきである、としたのがネオ・プラグマティズムの旗手リチャード・ローティである。ローティの思想により、統合医療概念の鍵を握るカンファレンスをはじめとした会話の重要性を基礎付けることが可能になるである。

ローティは、哲学自体をすべての学問の基礎づけとしての「第一哲学」から、「文化批評」としての哲学への流れに関して、デカルト（Rene Descartes, 1596-1650）に始まる認識論を中心とした「認識論的転回」、そしてそれがフレーゲ（Friedrich Ludwig Gottlob Frege, 1848-1925）や、バートランド・ラッセル（Bertrand Arthur William Russell, 1872-1970）らに刺激され、意味論へと移行した「言語論的転回」を経て、第三の転回である「解釈学的転回」へと移行しなければならない、と主張した。

これは哲学の主流であった認識論の終焉を宣告し、その後継として解釈学を提唱するものである。そしてそこでは、哲学において真理の獲得は重視されず、哲学は教育の一要素とみなされ「啓発的哲学」と称されることになる（魚津　2006, p. 316）。そしてその啓発的哲学のねらいこそが、真理の発見ではなく、「会話の継続」とされるのである。

ジェイムズによる真理の多元から、真理の存在を否定するローティの会話重視へと行きつく結論が、プラグマティズムの先、ネオ・プラグマティズムである。これは文字通りプラグマティズムの新展開であり、ローティがその代表者と目される。彼はデューイのプラグマティズムを基盤として、分析哲学・言語哲学・フランクフルト学派等の人たちと議論を重ねることでこの思想を打ち出したとされる（笠松　2012, p. 121）。

これは、統合医療がプラグマティズムを基礎的な思想とするならば、当然、その将来像を示しうるものとなるべきである。真理は何か、唯一の正解は何か、といった問いの先に、脱構築と解釈学、そして会話の継続をみるこの体系が提示するものは何なのだろうか。それでは、ローティのいうネオ・プラグマティズムの観点から統合医療を概観していく。

ローティはその主著『哲学と自然の鏡』において、哲学史の研究を通じて、その主たるテーマが近代以前の存在論を中心とした考え方から、認識論を中心とした考え方へと移行した「認識論的転回」と、認識論から言語哲学へと移行した「言語論的転回」、そして哲学はさらにその先に真理を獲得するための方法としてではなく、人間の再記述としての解釈学へと移行しなければならないとした。

この移行をローティは第三の転回とし、「解釈学的転回」と名づけた。つまり彼はここで認識論の終焉を告げ、その代わりとしての解釈学を提唱するのである（ローティ 1993）。この解釈学とは、古代ギリシアにおける、語りや表現に込められた意味を理解させ、人々の理解を媒介する「解釈術」を学問として確立したものとされ、ディルタイの精神科学方法論としての解釈学、ハイデガーの現存在の解釈学、ガダマーの哲学的解釈学、リクールの解釈学が主流とされているものである（齋藤 2012, pp. 81-99）。

さらにローティは、互いに対立する理論は、それぞれが別々の全体としての体系に含まれており、両者の間には共通の基盤がないとした。つまり、対立する理論を合理的に一致させることができるという、共約可能性はなく、ただ対立者に対しては解釈学的な態度をとることだけだと主張した。そしてこうした解釈学は、認識論的伝統を脱構築しようとする試みであり、ハイデガー（Martin Heidegger, 1889-1976）やデリダ（Jacques Derrida, 1930-2004）の主張に共通するものだとした（ローティ　1993, p. 424）。

そしてこの思想は、統合医療に包括される、現代医療ならびに幾多の代替医療の療法群を、脱構築させることにもつながる。つまり、哲学の脱構築を目指したローティのプラグマティズムがそうであったように、治癒へ至る方法群として諸々の療法を、元の体系から脱構築しうることが示唆されるのである。

それでは、この真理獲得を重視しない哲学は、どこへ向かうのであろうか。それは個々の異質性を認めながらの営みであり、ただ一つの結論に達することを目的としない。それこそが「会話（conversation）」という概念である。

この会話の継続を狙いとしたものが、ローティのいう「啓発的哲学」である。この啓発的哲学は従来の認識論を中心とする体系的哲学と対比されるものであり、ローティの分類によるここに属しうる哲学者としては、キルケゴール（S. Aabye Kierkegaard, 1813-1855）、ニーチェ（Friedrich Wilhelm Nietzsche, 1844-1900）、サンタヤナ（George Santayana, 1863-1952）、ウィリアム・ジェームズ、デューイ、後期ヴィトゲンシュタイン（Ludwig Josef Johann Wittgenstein, 1889-1951）、後期ハイデガーが挙げられている(ローティ　1993, p. 427)。ローティは自らのプラグマティズムに関して、論文集『プラグマティズムの帰結』において、以下の三つの特徴を挙げている（ローティ　2014, pp. 442-55)。

（1）反本質主義
（2）事実と価値の区別に対する拒否
（3）会話という制約以外には探求には一切の制約がないという主張

それではローティのいうプラグマティズムを、（1）～（3）の三つの特徴から見てみることにする（ローティ　2014, pp. 442-55)。

はじめに（1）に関しては、「真理」「知識」「道徳」といった哲学理論の対象は、普遍的な本質をもたないというものである。つまり真理であるかというよりは、真理であると信じたらどういうことになるか、自分に何か関わることになるか、と問うのが自然であるとする。そしてここで、真理というものは「信念としてもつとよいもの」とするジェイムズの定義を紹介している（ローティ　2014, pp. 446-9）。医療をはじめ、誰もがより良く生きようとする時、まさに最適の定義といえるだろう。

次に（2）については、伝統的な哲学は心を、自然を写し出す鏡としてとらえた「視覚的メタファー」だけではなく、価値に関する命題にまでそのメタファーが適用できるのではないか、と考えたという。その結果、価値に関する命題は写し出すべき対象がないため、そこに事実と価値という区別が生じたのだという。そしてこのメタファーが誤りであるから、事実と価値の区別もまた無意味である、とローティはいうのである（新ファジー主義）。そして私たちの認識活動は、事実を正確に写し出す働きではなく、「私たちは何をするべきか」という社会的実践として把握されなければならないとした。

（3）は、プラグマティズムの基本概念である「探求」は、常に異議申し立ての可能性がある。そしてこの異議申し立てによる「会話」という制約以外には何ら制約はない、というものである。つまり、これは真理を決定づけないという点で（1）に通じるものでもある。そしてローティは「「客観性」という観念の代わりに「強制によらない合意」という観念を置き換えることである」と主張している。

これは会話を通じての、強制によらない合意の重要性を説き、それが連帯を生み、ひいては伝統的な哲学が求めてきた普遍妥当性にかわるものである、とローティは考えていることを示している。真理は、会話とそれによる連携、そして強制によらない合意に、その立場を譲ることになったと考えているのである。そしてローティは、これを示すように「あらゆる異議申し立てを超えた見解など実は欺瞞でしかない（ローティ　2014, p. 454）」とし、「いつ真理に到達したか、いつ以前よりも真理に近いのかを知る方法など、まったく存在しないのである（ローティ　2014, p. 454）」と述べているのである。

以上がローティのいうプラグマティズムであり、我々はここから多くの統合医療への示唆を受けることができるのである。

3. 強制によらない合意

実践とのかかわりという観点から、プラグマティズムの主張するところを、これまで統合医療の現状と合わせてみてきた。特にローティにおいては、プラグマティズムの思想自体の意味するところが進展し、それゆえにその指し示すところも明確になっている。

これまでのジェームズによる異質な価値観を仲裁する多元主義的な観点、デューイの真理へ到達するため道具として利用していこうという道具主義、そしてこうした価値観をもったもの同士の客観に代替するものとして、各人により世界が解釈されていく世界観。最後のそれは、つまりローティのいう第三の転回「解釈学的転回」に他ならない。

これに関しては、医療全般における近年の議論においても、科学的根拠を重視するEBM と相補的に働くべきものとして注目をあびている NBM が台頭しつつあることも無関係ではない。この NBM はまさに字義通り「語り（narrative）」を中心とする考えであり、客観性よりも一人一人の患者の内面的世界を中心にすえるものであり、ローティの主張する解釈学的転回の一端といってよいだろう。

そして各々の解釈が連帯する中で、実際に医療はどのように動いていくのだろうか。これこそがローティが客観に代替するものとして説く、会話を基礎とした「強制によらない合意」である。では統合医療の現状において、この転回はどのように具現化されていくのであろうか。

まず、一つの場面を想定することにしよう。カンファレンスのように皆で討論しているような場面である。

治療者側から見ると、複数の方法論の異なる医療体系を専門とするものが、多元的に並列している。そこで、患者ないしはクライアントの問題を討議していく。この際、医療的に明らかな危険行為は当然この場で指摘され、逆に危険性はないと考えられれば、一つの見解として認められる、というような多元主義に基づいたルールが設定される。こうした規則の下で、自由に会話がなされることとする。

こうしたカンファレンスが、統合医療という領域において存在する。ここでは強制されないにもかかわらず、自由な会話の後、多くの場合、一定の合意に至るのである。まさにローティの示した解釈学的転回後の姿は、彼の述べたような形で、既に現存する。つまり、統合医療領域における特殊なカンファレンスのあり方は、実現しているのである（小池2015,pp.56-64）。これを「ジャングルカンファレンス」と呼ぶことにする。

また、これは受益者である患者、クライアント側が参加できるまでに拡張することが可能である。従来はこうしたカンファレンスは、医療従事者のみによる限定した討論会であることが多かったが、患者、クライアントに公開することで、共に考えることができる。そして患者側としては、様々な選択肢の中から、効果的であろうと考えられるものを、自分が選択し決断できるわけである。まさにデューイの言うように、自分主体で自らの「責任」をもって、有益な「道具」を選択することになるのである。

ローティの新ファジー主義とも称される、事実と価値の区別に対する拒否の姿勢なども、自らのなすべきことを、実践を通じて把握していこうとするもので、スピリチュアルやエネルギー系の方法論を多く有する代替医療を併用する際には、大きな羅針盤となるであろう。これによりスピリチュアルやエネルギーといったものに対して、無理に物質的基盤を探求したり、想定したりしないですむようになる。つまりヤスパースの言う「説明」ではなく「了解」により実践展開していくことが可能になるのである。

以上のように、プラグマティズムの当然の帰結としてのネオ・プラグマティズムの姿は、統合医療においてもその共通性を有するからか、多くの類似点をもつ。まさに純粋経験により構成される世界を、実践により把握していこうという姿勢は、究極的には会話による連帯へと収束する。そしてそこには、新たなカンファレンスという形態が呈示する、強制のない合意が立ち現われてくるのである。

ローティは哲学史の研究からこうした道筋を呈示したが、それはここまで論証したように、統合医療という領域においても、ほぼ同様に展開し続けているのである。

第3節　プラグマティズムの世界観

1. 折衷と多元の峻別

これまでプラグマティズムの観点から統合医療の変遷を眺めてきたわけだが、ここでは視点を変えて統合医療の側から、その変遷をもう一度見直してみたい。

そもそもは科学の進歩に伴って、いわゆる西洋医学が正統医学として躍進する中で、いくつかの問題点も現れてきた。それは要素還元主義をあまりにつきつめたものであるがゆえに、外傷や感染症においては劇的な発展をみたものの、慢性疾患を中心にその限界が指摘されるようになってきた。

これを受けてアメリカではカウンターカルチャーの勃興と軌を一にして、いわゆる神秘思想や東洋医学を中心とした代替医療が、まさに取って代わろうとした。こうした中で西洋と東洋の対立構図が現れてきた。しかし、対立のままでは問題も多いことなどから、両者の融合が模索されるようになる。東西医学の融合という考えである。これは今日でも医療における大きなキーワードであり、各種学会でもよく耳にするものである。そして次の段階として、東洋医学の陰陽五行説をはじめとした、いわゆる非科学的な理論を取り除き、いわば脱構築することで、従来の西洋医学の理論の中で、漢方や鍼灸といった実際の治療法を扱おうという流れも出てきた。科学的な言語で語りえないものについては語らない、という立場である。

ここまでの歴史をふり返ると、相異なる思想を仲裁するためプラグマティズムが現れ、その流れが一部、言語分析を中心とする分析哲学へと影響するさまとの類似性をみてとれる。

それでは統合医療への流れはどうだろうか。構成要素である代替医療への扱いとして、科学により検証された代替医療を良いものとし、そうではない悪いものとの峻別が進むようになる。いわゆる、良い代替医療、悪い代替医療という言説である。基本的に現在はこうした流れが主流であり、各種健康食品の科学的評価をしやすいものが中心となり、それらを扱う企業によって大学組織での統合医療講座が開講されている状況である。とりわけエビデンスに基づく、といった語に、その状況が象徴的に示されているであろう。しかし、これだけで良いのだろうか。

前述したように統合医療には、エネルギーやスピリチュアル系など東西医学の対立軸のみでは示されない医療体系も多く含まれる。また体系の構造として、科学的検証になじまないものも少なくない。そこで今、そうしたものを含むがゆえに、統合医療は理論的基盤を示しえていないのである。

この段階において、大きな示唆を与えてくれるであろうものとして、これまで議論したものが、ネオ・プラグマティズムである。これはジェイムズ、デューイに続くプラグマティストを自認するローティにより提唱された概念であった。反本質主義をかかげ、事実と価値を区別せず、そして何より会話のみを手掛かりとして、自らの人生を探求していこうとする思想であった。そしてこの思想により、一見、混沌とした現在の統合医療に基礎を与えることが出来る。いくつもの体系が多元的に存在し、医療という一つの目標へと向かうのである。

そこにはDNAの二重らせん発見のような科学的真理は影をひそめるが、人を治すという明確な目的へ向かう、プラグマティズムの確固たる方向性がある。これは真理という言葉のある種の虚構的構造に気づき、本来の目的へと立ち返らせる思想でもある。

統合医療という概念の導入により、長らく傍らへと追いやられていた「治る」という結果を重視する姿勢があらためて現れてきたとみることができよう。一見、医学はすべて「治る」ということを重視しているように思われるが、それは厳密に見ていくと科学的方法論によって治る、ということを意味していることが多かったのではないだろうか。

個人的な経験的ではあるが、多くの代替医療による治癒に関して、患者が医師に報告しても、「気のせい」とか、プラセボ効果や自然経過であるとして真摯に評価されず、治ったという事実は、あまり重要視されない傾向があるのではないだろうか。そうした中で、プラグマティズムという思想は、真摯に「治る」ということに我々を直面させるものといえるだろう。

これまでプラグマティズムの変遷を、統合医療と合わせてみてきたわけであるが、それが本当にその本質たるものであれば、第3章で述べたように、折衷ではなく多元であるということを示すことは臨床において有効なことなのであろうか。つまり折衷と多元という、一見、似通った概念の違いを統合医療において峻別することができるのか、ということを考えたい。それにより、多元的統合医療の確固たる思想的基盤となりうるであろう。

プラグマティズムを通俗的に解釈する場合、我々は、折衷と多元の両方における基盤として考えてしまいがちである。それは、有効であれば何でもよい、という表層的な意味だけで、プラグマティズムを解釈しているからに他ならない。

しかし、これは誤りであるということは、「道具主義」を提唱したデューイの言説からも明らかである。つまり、ある考えや行為を道具として選択するが、他方、それによって引き起こされる問題の責任も同時に発生するのである。その結果には当然、責任が伴うのである。

これは明らかに、節操なくいくつもの方法をやり散らかすような折衷とは異なる。一つの選択に、一つの責任が発生するのである。つまり、そこには一つの方法論の背景をなす「世界観」までも、まるごと選択したということになる。それゆえ、ガミーも多元主義という立場のもと、一つの方法の選択にこだわるのである。

つまり、道具として選択するのであるが、その道具の背景をなす世界観までも、一緒に選択しているのである。つまり、ある選択をした世界と、しなかった世界とは、全く異なる。そこに展開される世界は別物であるという認識である。

2. シュレディンガーの猫と選択の責任

こうした世界観を選択する効果を示すのに最適の例が、ミクロの世界における量子の挙動の影響をマクロの世界に適応した時の不可思議さを示した思考実験「シュレディンガーの猫」である。

この思考実験は、量子力学における量子の挙動の奇妙であるが、根本問題を示すものである。そして、量子力学から導出される世界観のうち、最も多くの研究者に支持されるモデルである多世界解釈（ブルース 2008, pp. 177-8）へと展開する、いわば多元的宇宙の可能性を示すものでもある。

こうした多元的宇宙を要請する現象面での類似性も、この思考実験を、世界観の選択の例として挙げる根拠の一つである。ではこの実験を、折衷主義的に見た場合と、多元主義的に見た場合とではどのように異なるのであろうか。

猫を毒ガスで殺す装置があり、猫やその物音ですらも、外側からは内部の様子が察知できない箱によって、一切の内部情報が完全に遮蔽されているとする。

そして毒ガスの引き金が、確率論的な振る舞いをする量子によって引かれると、猫はその遮蔽された箱の中で死ぬ。引かれなければ、死なずに生きている。ただしこの装置はしっかりと遮蔽されているため、我々のいる外界からは中の様子をうかがい知ることはできない。ここで一定時間のうちに、量子が引き金をひく確率が５０％とすると、一定時間後に箱を開けて観測するまでは、猫は死んでいる確率５０％、生きている確率５０％という量子的に重なり合った状態であり、開けて観測した時に初めて生死が決定する、というのがこの思考実験のあらましである。

量子力学における観測という行為は、それ自体が観測の対象物の状態と無関係ではなしえない。つまり観測する側の影響を、される側は必然的に受けてしまうという観測問題が発生するのである。ここで観測という行為をある視点から眺めた遠近法的な世界観として考えると、この思考実験の示す現象は、ある世界観という前提をもってしか、我々はこの世界を見ることができないという状況に類似する。ここに世界観に関する説明として、この思考実験を例示する理由がある。

この思考実験においても、プラグマティズムの時と同様に、通俗的で誤った解釈はありうる。我々は、箱の中の状況を知ることができないだけで、すでに猫の運命は決まってている。観測者が知らないだけで、客観的に猫の生死は決まっている、というものである。これは我々の通常の、いわば生活世界における感じ方ともいえる。しかし実際には、この猫の運命は量子の挙動に支配されている。つまりミクロの事情による。この問題の要点としては、確かに、結果である猫はマクロの世界のものではあるが、それが観測問題で大きく影響するミクロの量子によって左右されるという点である。つまりマクロの世界に、観測問題が効いてくるのである。これを道具主義の解釈と絡めて、折衷と多元に当てはめて考えてみることにする。

折衷と多元の差異を明確にするために、ここで少し、この思考実験にある条件を追加する。当初は量子が放出されるか否かで、猫の生死が50％ずつというだけであったが、放出される毒ガスが4種類あり（仮にA・B・C・Dとする）、それに対する解毒薬も、毒ガスの種類に特異的に対応して4種類あるとする（仮にa・b・c・dとする）。

どの毒ガスになるかは、量子を射出して小孔を通すことで、同様の量子による既知の同心円状のX線回折像に対して、その同心円を角度九〇度（直角）で4分割してそれぞれの領域をA・B・C・Dに割り当てることで決定することにする。さらに毒ガスが出た場合、猫はオリジナルでは死んでいることになっているが、実は瀕死状態で放置すれば確実に死ぬが、短時間であれば解毒薬には反応するという設定にする。ただし短時間ではあるが、

４種類の解毒薬を試す時間は十分あるとする。加えて、解毒薬は副作用が強いので４種類を同時に用いると、重篤な障害を残す可能性があると仮定する。こうした状況で我々はどのような行動をとるか、といった設定にするのである。

この実験では、量子の挙動は観測した時にしか決定されないので、箱を開ける前には猫の運命は決まっていない。つまり５０％生き、５０％死んでいる。それを観測することで、運命が決定する。同時に、どの毒ガスが放出されたかも決定されるとする。この時、折衷主義者と多元主義者はどのように対応するであろうか。

典型的な行動を各々の場合で想定すると、折衷主義者は４種類の解毒薬ａ・ｂ・ｃ・ｄを同時に投与する。一方、多元主義者は、例えば初めにａを与え、無効であれば次にｂ、というように一つずつその効果を確かめながら投与していくだろう。この際に、初めに何を選ぶかは、入手しうる情報から投与者が考え、責任をもって決定する。ここで４種類の毒ガスによる症状はすべて異なることを条件とする。この時のａ・ｂ・ｃ・ｄはまさに道具であり、デューイの探究の理論に従い、推論されテストされることになる。そして運よく解毒されれば、「保証付き言明可能性」により知識となるのである。

折衷主義であれば、こうしたプロセスは経ない。可能性があれば何でも、という姿勢により4種類同時投与が行われる可能性がある。これは対応としては迅速ではあるが、重篤な障害が残ることもあるし、これでは知識として蓄積されないので将来同様のことが起きても、また同様に4種類同時投与をせざるを得ない。

では、そもそも教条主義ではどうだろうか。教条主義を代表するナイーブな合理主義では、この思考実験の前半部（オリジナルのシュレディンガーの猫の実験）における確率論的な見方を許容できない。生死は既に決定されているに違いないと考えるので、どうにかしてそれを知ろうとする。決定論的なのである。これはその先の、折衷主義や多元主義とは相いれない。逆に、折衷主義と多元主義は、毒ガスが出ない（つまり猫が生きている）という状態も許容しているので、教条主義の立場も内包している、ということになる。

我々は常に、どの主義を選択するかを迫られ、それにより結果も異なる、そして傍観者ではありえない、ということを示すために、シュレディンガーの猫という思考実験を題材として考えてみた。

3. 選択の本質としての「世界観」

折衷主義と多元主義の違いから、この思考実験の示すところを再度見直していこう。

折衷主義では、現実の状況に適応する道具（本例では解毒薬）を同時に試す。もしくは効果を十分確認せず次々と試みる。

そこにはなぜその道具を選択したか、という哲学・思想はない。効くなら何でも良い、特にその背景を考えることもない、といういわば無節操な世界観がある。いわば確固たる世界観がない、という世界観である。解毒薬においても、どれが特効薬かはわからないから、すべての種類を準備しておこう、といった感じである。選択肢は多ければ多いほど良い、といった立場でもある。

これに対して、多元主義に立った場合はどうだろうか。この場合は選んだ道具（解毒薬）により、当然、未来が異なる。実在としての決定論的な現実は、アプリオリに存在しているわけではない。道具を選ぶことは、世界観を選ぶことでもあり、それにより結果も選択されてしまう。

当然、明確に未来を決定するには、単一の世界観を選ぶほうがわかりやすい。それゆえにこの立場に基づけば、選択肢は少なければ少ないほど良い、ということになる。それは分かりやすく、知識として蓄積しやすいからである。そのためには、単一の世界観を選ぶ、つまりどの解毒薬にするか一つを選ぶ、ということになる。運命がはっきりと決まるのである。ただし、いずれにせよこの思考実験では、生か死か、いずれの解毒薬か、はっきりとした結果になるというのが、多元主義的な解釈の利点である。

折衷主義は複数の道具を同時に選択するが、その世界観は、何でもありという明確な世界観を持たないという、唯一つの「世界観」しか持たない。一方で多元主義は、一つずつしか道具を選択できないが、いくつもの世界がありうるという複数の世界観を是認する。

そして多元主義は、一つ一つ単独で現実に適応していく。そしてそのたびに世界観を選択し続け、いわばその観測行為により、シュレディンガーの猫のように、そこに結果が現出していくのである。そしてその結果が、効果があったのか、なかったのかという観点で判定され、次の段階へと進む。この時の基準となる思想が、プラグマティズムなのである。

それゆえ真に、プラグマティズムによる選択は、多元主義においてのみなされる。この意味において統合医療は多元主義なのである。

そして個々の選択における決断にあたっては、合理主義的なアルゴリズムではなく、期待値的なものでなされる。この問題は、それゆえに統計学的な問題にも飛び火する。世界観が唯一ではなく、多元に存在するならば、医療において診断という画一的な決定は困難であるし、それに基づいた統計学的記述も確固たるものとはならない。そこで我々が従来、漠然と有していた診断の確実性や、統計学の在り方、さらには科学としての医学の適否など様々な問題が浮上してくる。

そこで次章では、これまでのプラグマティズムによって基礎づけられた多元主義による統合医療が、これらの問題に対してどのような解答をしうるのかを考えてみたいと思う。

第4章のまとめ

プラグマティズムは結果を重視する実用的な思想であり、わが国おいては「実用主義」などとも訳される。プラグマティズムは、多元主義における選択の基準となりうる。

パースのプラグマティズムの格率の要点は、概念は私たちの行動と関係する結果を考えることにより、明晰に把握されなければならないという点である。そしてその概念の担い手は個人ではなく私たち（we）であり、共同観察学としての面をもつ。

ジェイムズは、功利主義的な論理面を重んじた形で、プラグマティズムを解釈した。彼のプラグマティズムは、実験から得られる経験に限定しているパースに対して、情緒的な反応をも含む、幅広いものを対象にしている。

統合医療の前提となる姿勢は、経験的かつ多元的であらざるをえず、合理論的一元論による医療観と峻別し、多元主義に基づいているため、多元的統合医療とも称するべきである。

デューイの道具主義は、思考というものを自然や社会というものに対して、適応行動のための道具であるとみなす立場である。この思想によって、諸々の治療法を道具として捉えることができる。

ローティは会話を重視し、哲学自体を体系的哲学から啓発的哲学へと移行すべきである、とした。彼の思想により、カンファレンスをはじめとした会話の重要性を基礎付けることが可能になる。

多元主義は、一つ一つ単独で現実に適応し、そのたびに世界観を選択し続け、その選択という観測行為により、結果が現出していく。その結果が、効果があったのか、なかったのかという観点で判定され、その時の基準となる思想が、プラグマティズムなのである。

より深い理解のための課題

パース・ジェイムズ・デューイ・ローティの思想と統合医療の関連について述べよ。

第5章　統合医療からみた現代医療の再考

統合医療の哲学的基礎を求める中で、その根本を多元主義とプラグマティズムに定めてみてきた。

代替医療をも内包したこの新しい医療体系を考えるにあたっては、従来の漠然とした医療観、科学観では対応することが困難であり、そのために導入した思想の枠組みが多元主義と、そのための決断システムともいえるプラグマティズムであったわけである。しかしこれらの思想がもたらすものは、ただ統合医療という枠組みを考えるものとして限定されるものではない。

むしろこうした考えは、広く現代における医療問題の根本をも、問い直すものであるともいえる。そこで本章では、現代医療の根底ともいえる問題を、統合医療の哲学的基礎と位置付けた多元主義とプラグマティズムから再び考え直してみたい。

具体的には、一つに確定されると思われがちな「診断」の問題、現代医療の根本をなすEBMの基礎である「統計学」の問題、そして、会話をめぐる問題から医療と哲学を広く考えていく。これは、第4章で述べたローティが、プラグマティズムの帰結として示した三つの特徴に、対応するものでもある。プラグマティズムの帰結するところに、統合医療、ひいては現代の医療全般の未来像とその問題が現れると考えるからである。

また、そうした視点から垣間見える医療倫理、さらには我々の持つ理性そのものの問題についても考えてみたい。そこには医療に限らず、生命科学全般に対してのリテラシーが示されるからである。まずは、ローティの最初に挙げるプラグマティズムの特徴である、反本質主義と関連し、診断というものから「本質」のもつ問題点を見ていくことにしよう。

第１節　診断をめぐる問題

1. 診断と診立て

サイモン・シンに代表されるように、主流派である現代医療が代替医療を批判するとき、それはあたかも自らが、普遍的真理であるかのような立場から述べることが多い。

また医療裁判などでは、医学的知識はまさに真理そのものとして扱われる。こうした中で我々はいずれの立場に立とうとも、医療において真理というものを仮定してしまう。これは診断という行為において著明である。本来、時々刻々と変化しうる、いわば「診立て」であったはずのものが、科学的真理かのような「診断」へと変化してきたとみることができる。

とくにわが国における保険制度においては、何らかの診断をつけなければ医療行為として始まらないので、この診断をつけるという行為は医療業務上、きわめて重要であると見なされている。

しかし診断にあたっては、明らかにそれと判明するものもあれば、詳細な診断基準にあてはめて初めて分かるものもある。一方で不定愁訴といわれる、医師にとってあいまいな状態から、なかなか診断が確定できないことも稀ではない。こうした時は暫定的に、ある種の恣意性をも含めながら診断は行われる。この時用いられるものが、まさに「診立て」といってよいだろう。精神科医の立場から診立ての重要性を説く中安は、以下のように述べている。

第一には「診立て」とは成因を考慮した病名の暫定的付与であり、それは終わりのない動的なプロセスであるということ、第二には真に診立てられるべきものは成因であること（中安　2014, pp. 159-70）

そしてこの言説に引き続き、成因を考慮せず、障害という症状群名の確定的照合であるDSM（アメリカ精神医学会の精神疾患の診断・統計マニュアル）を用いた診断が席巻しているわが国の精神科医療を批判している。DSMでは臨床像の記述により、各精神障害を定義し、複数の特徴的病像が認められるかどうかで診断を下す操作的診断基準が設定され、診断の客観性・公共性が高められるとされる（熊野　1999, p. 602）。精神科EBMにおけるエビデンス構築の基礎となるものである。

このような批判は精神科領域に限るものではない。一見、真逆にみえる救命救急領域においても同様である。時間に制約のある救急現場では、確実な状況下でなされるような正しい判断は不可能である。救命救急医の行岡は以下のように述べている。

> （救命救急の）現場では、「不確実な状況下での意思決定」が強いられ、「正しい判断」の不可能性が明らかでした。ここから見上げる遥か雲の上で交わされるこれまでの医療論は、現代医療の欠陥の本質を摑み取っていないと感じてきました（行岡　2012, p.10）。

実際的である「診立て」というプロセスとは別に、診断として確定した後には、ある程度の客観性をもって「診断」は一人歩きを始める。ここに問題が発生する。診断が「正しい判断」という真理になってしまうのである。「正しい判断」というのは、当然「誤った判断」の対であり、専門家がデータにもとづいて正しく判断すれば、正しい判断に至るはずだというある種の要素還元主義的な発想がその基盤にあるといってよい。

そしてこの「正しい判断」という考えを医療現場にもちこんだために現在の医療は混乱をしてしまったとも考えられる（行岡　2012,p.73）。正しい判断といういわば「本質」を、どこかで仮定してしまうことで、医療は様々な問題を多くの領域において抱え込むことになったのである。

統合医療の哲学的基礎として考えた、プラグマティズムの帰結の一つとして、反本質主義という立場があった。真理や実在というものを認めない立場でもある。

この立場によれば、効果にもとづいて真理か否かが判定されるため、ジェイムズの主張するように、真理に関して絶対的なものでなく、限定的真理ということになる。これは時によって変化することもありうるものであり、前述した「診立て」はまさにこれに当たる。反本質主義の反映といってもよいだろう。プラグマティズムの帰結として、反本質主義が現出することの必然性は、間接的ながらこうしたところにも認めることができるのである。

2. 納得を確かめ合う言語ゲーム

医療という現場においては、いったい何を基準に考えればよいのだろうか。行岡はそれを医師が行う「正しい判断」ではなく「正しいと確信する判断」であると述べている（行岡 2012, p. 178）。そしてこれこそが「診立て」でもあろう。

そしてこの「正しいと確信する判断」は、ある段階における暫定的な判断であり、その決定はプラグマティックになされるものである。当然そこには推測が混じるが、これにより刻々と変化する現場の要請に対応していくことができる。

そして行岡は、確信が成立するための条件を二つ挙げている。第一の条件は、患者にとっては「この人は信頼に値する」という直観であり、第二の条件は、これは「信頼に値する」という直観を支持する事実である。これにより信頼関係が結ばれ、行岡が医療の基盤と考える、互いに「納得を確かめ合う言語ゲーム」が展開されるとしている（行岡 2012, pp. 176-81）。

そしてこの「正しいと確信する判断」をいわばサービスを受ける側である患者側と、共有していかなければならない。行岡はこれに関して「相手と納得を確かめあい共有するプロセスが重要（行岡 2012, p. 187）」であると述べている。

どこかに絶対の正しさを想定する考えは、同時に「誤り」をも生み出すことで、現場の混乱を招く。それゆえにジェイムズのいう限定的真理が意味をなすのである。

第2章において、科学と非科学という線引きができると仮定した第一境界は、医療全般においてはここで述べたような「納得を確かめあう」ということへ還元されていく。ここにも相手との確かめ合いといった形で、言葉のやり取りである「会話」の重要性が示されるのである。

では、この正しいという本質に我々はなぜ駆り立てられるのであろう。医療においては通常、「正常」という概念があり、そこからの逸脱を「異常」と呼んでいる。哲学者であり医師でもあるジョルジュ・カンギレム（Georges Canguilhem, 1904-1995）は、病気とは有機体の撹乱されていない機能を示す平均からのずれでしかない、と述べている（ルクール　2011, p.52）。

その上でカンギレムは、医学は生理学に準拠していることを述べ、そのことが近代的な臨床医に「患者の病気」の忘却を促した、とした。そして彼らは結果として、患者そのものではなく、自らの医学の基礎をなす生理学的分析が行われる研究室の方ばかり向いている、と述べたのである（ルクール　2011, pp. 42-3）。

つまり近代医学が注目するものは、患者個人より、器官や細胞であり、集団的な統計データであるので、そこでは患者の苦しみは、医学のまなざしから消えてしまうことになるのである。

それゆえカンギレムは自らの博士論文『正常と病理』において、科学認識論的な関心のみならず、患者中心の医学を復権させるというもくろみもあったと、弟子のルクール（Dominique Lecourt, 1944-）は述べている（ルクール 2011, p. 133)。

つまり、正しい本質という視点は、医学において生理学における正常（つまり平均）の研究へ向かわせる。それは本質主義の駆り立てるところであり、それこそが今日に続く患者不在の医療へと続いている。患者中心を説く統合医療が、プラグマティックであり、それゆえに反本質主義であると主張する証左がここにも認められるのである。

では次に、カンギレムが患者の苦しみを、医学のまなざしから外してしまうと考えるものの一つである、統計の問題を考えることにする。統合医療批判者がよく持ち出す、EBM概念の基盤である統計学には、どのような問題があるのだろうか。

第2節　統計学をめぐる問題

1. 頻度主義とベイズ主義

医療の効果判定において、統計学はきわめて重要である。第2章で論じた第一境界、第二境界といった設定も、統計データによって、その区分が大きく影響されているのはいうまでもない。

いわゆる医療を自然科学として見た場合、その効果の有無の「説明」には統計学は不可欠である。ここではそうした前提の上に、統計学は画一的な評価システムなのか、医療の人文科学的側面はどうするのか、といった問題を中心に統合医療においても大きな影響力をもつ統計学について考えていく。

現代医療と代替医療との効果などを、多人数の大規模なデータを用いて比較するときは統計学における頻度主義を用いることが多い。これにより標準的な治療も決定される。一方でデータが少ない時でも、過去の経験などのある種の恣意性を含みながら、あいまいな中で予測していかなければならない。この時に用いられるのがベイズ主義で、診断をめぐる意思決定の場においては有効性が高い。

しかしこの二つは統計学の基礎をめぐって対立し、論争をくり広げている。統計の哲学を専門とするエリオット・ソーバーは、この状況を次のように述べている。

> ベイズ主義者と頻度主義者の論争は、いまや、第一次世界大戦の塹壕戦の様相を呈している。どちらの側も穴を掘り続けてきた。それぞれに標準的な議論があり、両軍を分かつ中間地帯を挟んで、その議論を手榴弾のようにして敵陣に投げ入れるのである（ソーバー　2012, p.2）

つまり統計学自体においても一枚岩ではなく、主義によってその見方が大きく異なることは少なくない。代替医療の有効性評価などにおいては、大規模データをすべて取りおえてから解析していくので、頻度主義の立場が濃厚である。

しかし現実の臨床場面では、全ての情報が得られたり、多人数を扱う場合ばかりではない。時々刻々と変化する状況の中で、自らの信念にもとづいて、物事を選択していくことがほとんどである。つまり確定的状況において、多人数に対して適用する時、頻度主義にもとづくものが有効で、現実の個々の側に関しては、経験なども加味できるベイズ主義が適しているのである。必要とする証拠を大量に要するのが頻度主義で、そこまで十分でないときがベイズ主義の適応とされる、という見方も成り立つ。

そしてさらに困難な状況においては、ベイズ主義から展開した尤度主義が用いられる。ちなみに尤度主義者は、ベイズ主義者の確証の概念を用いず、明確な尤度を持つような仮説のみを互いに比較する。例えばアインシュタインの一般相対性理論を論じるとき、その否定か否かを問うのではなく、それとニュートン理論とを比較するような場合がこれにあたる（ソーバー　2012, pp. 48-52）

統計学におけるこれら三つの主義に関して、統計学者のリチャード・ロイヤルは、各々を区別するために、（１）現在の証拠から何がわかるか（２）何を信じるべきか（３）何をするべきか、という三つの問を立てた。手にした証拠を基に自分の信念を形成し、何をすべきかを決定するときには、信念を考慮に入れるわけだが、この時、（２）に答えるには（1）に答えるより多くのことが必要で、（3）に答えるには（2）に答えるより多くのことが必要とされる。そしてこれらの三つの問に対して答える主義が各々、（1）は尤度主義、（2）はベイズ主義、（3）は頻度主義、となるわけである（ソーバー 2012, pp. 6-12)。

しかし、一般に科学や医学の場においては、こうした主義の差異はあまり問題とされることがない。これはどうしてなのだろうか。ソーバーは科学について次のように述べているが、これは医学についても全く同じ事情であろう。

> 幸いなことに、こうした論争が科学を停止状態に追いやりはしていない。科学者はしばしば、2つのアプローチのどちらを使うべきか気にする必要のないような、都合のいい位置に身を置くからである（ソーバー 2012, p.3)

一般に頻度主義が有効な場面は想定しやすいが、ベイズ主義の有効な場面は比較的想定しにくいので、ベイズ主義発展の端緒となった「モンティ・ホール問題」を例に説明を加える。

モンティ・ホール問題とは、A・B・Cの３つのドアがあり、このうちどれか１つに賞金が隠されており、賞金のあるドアを当てれば賞金がもらえる、という設定における選択の問題である。ここではじめに、回答者がドアAを選んだと仮定し、正解を知っている出題者が、賞金がない方のドア（ここでは仮にCとする）を開け、回答者にドアAのままにするか、ドアBに変更するかの判断を求める。この場合、回答者は変更するのが得なのか損なのか、変わらないのか、といった問題である。

これは頻度主義で考えた場合、回答者が選択を変更してもしなくても、そもそも確率３分の１ずつなので変わらないと考える。一方ベイズ主義によれば、ドアCが開けられたことでその確率は刻々と変化すると考え、実際にこの問題では選択を変えた方が得をするという結論になる。

この問題は医療の現場において、刻々とデータや状態が変化する場面と類似している。すべてが決定された状態での確率ではなく、進行しつつある時点での状況で、臨機応変に決断していかなければいけない。当然十分すぎる証拠など得ることはできない。動的な現場の状況を加味して、評価していかなければならないのである。

つまり医療に統計を適用するには、取り巻く状況を勘案しなければならないのはいうまでもない。常に静的で、中立な科学的操作というわけにはいかないのである。

2. 説明と了解

医療には自然科学的側面があり、この面ではいわゆる「説明」が必要である。それは、内部で生じている反応を含めた生理学的・生化学的プロセスや、数的な評価たる効果への説明がこれにあたる。統計学的評価もここに含まれる。

また医療は自然科学的側面だけでなく、人文科学的側面も大きい。それゆえ、医療に対しての評価としては、自然科学的側面としての統計学的評価だけでは、不十分であることはいうまでもない。

一方、人文科学的側面が扱う内的世界は、自然科学と異なり、説明することができず「了解」によるしかない。それゆえにヤスパースは、精神科学においてディルタイの解釈学を参考に「説明」と「了解」という概念を導入した。自然科学優位の状況において、人文科学の復権をめざしたディルタイの解釈学は、この了解により自然科学の説明に対抗しようとした。

説明によりすべてを理論づける、というのはあまりに強引であり、これはハーバーマスのいう「生活世界の植民地化」にもつながるものである。こうした主張は、現代のEBM優位の医療においても反映され、語りを重視するNBMという概念を創出し、従来のEBMとあわせて、車の両輪のようにしようという考えにも影響している。

こうした精神医療における動向は、当然、幅広い代替医療を内包する統合医療においても同様である。つまり、この医療の評価にあたっては、数的な統計学のみで割り切れるものではないということである。統合医療の臨床において、あらゆる状況を勘案した時、了解を必要とする場面は非常に多いのである。この点だけでも、統計学のみを重視するのは、問題であることは明らかであるが、その統計学内部においても、様々な考えが対立し、一枚岩ではない。さらにこうした了解を要する状況は、経験などの恣意的要素を数値化して扱うことのできるベイズ主義が、近年注目されてきている理由にもなるであろう。

そして何より、何をもって自らが受け入れるか、という問題はそう簡単ではない。神の存在に対して「証拠が反証的であっても信じるべきだ」とするパスカル（Blaise Pascal, 1623-1662）や、「証拠が何も語らなくても私たちは信じる権利がある」としたジェイムズがいる反面、「不十分な証拠をもとに信じることは、どんな場合でも誤りである」とするクリフォード（W. K. Clifford, 1845-1879）まで、実に様々である。

統計学を、あらゆる物事に安易に「オッカムの剃刀」として用いることはできないのであるということである（ソーバー　2012, pp. 9-11）。

ローティは、事実と価値の区別を拒否した。だからと言って、我々は現実問題として、即座に事実と価値を一体として評価できるような基準を持ち合わせているわけではない。であれば、次善の策として、説明と了解の二つを使い分け、各個に適応していくしかないであろう。ただしここで述べたように、説明の方法論として重要な統計学においても、内部にいくつかの主義があることも忘れてはならない。

そして我々が、統合医療を含めた医療全般における評価を考えるとき、今どのような方法論を用いているのかといった、ヤスパースのいう方法論的自覚を、常に意識しなければならない。統計学といえども、その例外ではないのである。

第3節　会話をめぐる問題

1. コミュニケーション的合理性

医学的に正しいということは実在するのだろうか。こうした医学実在論ともいえる議論をめぐって、ローティはプラグマティズムの帰結の一つとして、客観に代わるものとして「会話」を挙げている。つまり、プラグマティズムの基本ともいえる「探究」において、何が真理であるかという事実からの制約はなく、代わりに異議申し立てによる会話という制約のみがつく（魚津　2006, pp. 319-20）というのである。この帰結に基づき、ナイーブな医学実在論を超えて、新たな医療の姿を考えてみる。

サイモン・シンをはじめとした批判者は、暗に医学的な正しさのようなものを想定する。その正しさを、統計データなどの数々の知見によって論証しようとするのである。サイモン・シンを例とすると、サイエンスライターである彼の著作は、これまで数学・物理分野を中心としており、それらは解答が何らかの方向で定まる領域のものがほとんどである。またその背景をなす学問領域も、外界にあるモノを扱うだけに、数的・実験的に確固たる構造をもつものばかりである。そうした方法をそのまま医療に持ち込んだわけだから、当然、そこにはデカルト的認識論が通底しているのはいうまでもない。

しかし、医療は心身問題を有する領域である。問題はそう簡単な方法論によって解決されるはずはない。

我々は、真理という事実を基軸とする考え方から、すでにシフトしつつあるといってよい。それはローティの主張したように、認識論的転回、言語論的転回、解釈学的転回によってである。そして、今、解釈学的転回を受けて、ローティやハーバーマスの思想から、意味生成の場としてのコミュニケーションを重要であると考え、それを思索の基礎にしようとする転回が生じている。コミュニケーション的転回である。

これは言語を基軸としつつも、その意味は予め確定されたものとしてではなく、むしろコミュニケーションにより、それは生成されると考える。つまり、コミュニケーションを基軸にしていこうというものである（高田　2011, p. 154）。

パース、ガダマー（Hans-Georg Gadamer, 1900-2002）、アーペル（Karl-Otto Apel, 1922-）らの影響を受け、こうした考え方をまとめ上げたのが、ハーバーマスである。

ハーバーマスは、フランクフルト学派第二世代に属するとされる哲学者である。彼は、ホルクハイマー（Max Horkheimer, 1895-1973）やアドルノ（Theodor Ludwig Adorno-Wiesengrund, 1903-1969）といったフランクフルト学派第一世代による、人間と物、主観と客観とを対立させる「目的合理性」に対して、この考え方が最終的に袋小路に至ると考え、もう一つの合理性である「コミュニケーション的合理性」を見出し、その解決を探ったとされる人物である（日暮　2012, pp. 186-97）。

対立する概念の相克から、新たな道筋を探究する様は、プラグマティズムを展開したジェイムズを彷彿とさせるが、ハーバーマスは、プラグマティズムとの関連について、パースとミードの影響を強く受けたとされる。

一方、その同志でもあり論敵でもあるローティは、ジェイムズとデューイの影響を強く受けている。そしてこの両者はともに「合意」の重要性に到達するのである。しかし両者はその根本的な立場においては、鋭く対立していた。普遍主義・合理主義を堅持しようとするハーバーマスに対して、反本質主義を掲げるローティは、単なる相対主義に映る。一方、ローティの側からすると、真理や合理性を説くハーバーマスに対抗して、人間の最大の幸福を重視しようと考える。つまり、コミュニケーションを基盤としつつも、二人の間には「真理VS幸福」といった対立軸が形成されている（加賀　2003, pp. 185-202）ということにも注目したい。

このように思想的系譜を異にする二人が、「合意」というキーワードで交差する様は、大変興味深いとともに、現代の諸問題の鍵となるものであることは間違いない。

ハーバーマスは主著である『コミュニケーション的行為の理論』において、目的合理性とは区別される「コミュニケーション的合理性」に関して、合意形成によって行為調整しようとする相互行為であるコミュニケーション的行為を説いている。

そして、生活世界とシステムという二層的な社会概念を提示し、この二つの対立から近代の諸問題を説明しようとする。彼はこの状況を「システムによる生活世界の植民地化」と呼んだ。

そして、システムによる生活世界の浸食をくいとめることにより、現代社会の問題を解決することができると考えたのである。その後、若干の修正が加えられるものの、コミュニケーション的合理性により諸問題の乗り越えを模索した。

2. 会話による転回

会話と合意を基軸とした新たな潮流が、医療にも大きな影響を及ぼしている。既にNBMという概念の勃興に、その影響を見て取ることができるのかもしれない。

では、やはりそこには真理はないのであろうか。こうした問題を考えるとき、我々は哲学史の一場面を見せつけられるような感覚におそわれる。それはカントの扱った問題そのものであるのではないか、といった点である。

現実としては、アプリオリに何らかの実在があるのではなく、それをとらえる自らの視点があることにより、医学的実在が立ち現われるのである。つまり自らの存在なしで、客観的にどこかに実在するものをとらえることはできないということだ。

統合医療を必要とする論拠は、合理論と経験論の対立を統合したカントによる認識論的転回に類似する。また、統合医療におけるこの転回の様は、クーン（Thomas Samuel Kuhn, 1922-1996）の言葉を借りて、パラダイム変換と称してもいいかもしれない。

ここでその具体的な新旧の対立軸を見てみると、それはモノとして扱いうるいわゆる「データ」というものと、人間同士の間主観性の絡む「会話」との関係にみることができる。つまりデータ至上で語られてきた、通常のこれまで医療を語る文脈を、他者との会話を中心に読みかえるということである。

これは医療者側からの一方通行的な流れではなく、利用者である患者側からも発信するというものである。従来の考えからすれば、患者中心の医療としてとらえることもできる。そしてそこには、頑迷な旧来の医療者が、認めるか否かを問わず、多彩な選択肢がありうる。ここにプラグマティズムを基礎とした、統合医療という概念が立ち現われるのである。こうした思潮には、自らがどう考えるかという視点から、他者がどのようにそれを理解するかといったガダマーの解釈学の影響が見て取れる。そしてこれをローティは、解釈学的転回と呼んだのである。

そしてこの転回は現代ではさらに進行している。他者をいわば単体の「あなた」から、複数の「みんな」へと拡張する転回である。そしてここに公共知とも言えるものが立ち現われるのである。こうした転回が、コミュニケーション的転回と呼ばれる（高田　2011, pp. 168-86）。この転回が統合医療における新たな知の形として、重要な意味を持つ。

このコミュニケーション的転回のもたらす影響は、統合医療をめぐる問題に限定されない。医療倫理など複雑化する現代の医療をめぐる諸問題においても、その見直しを迫るものである。

医療倫理においては、そこで語られる医療の前提が、旧来からの理論的で確固たるものとして取り扱われることが多い。この確固性の打破だけでも、膠着した医療問題が、違った様相を見せてくるのではないだろうか。

次に、ここから展開される視点によって医療倫理を再考してみたい。

第4節　医療倫理をめぐる問題

1. 生殖医療の問題

それでは、現代の諸問題に対して、ローティやハーバーマスによって投げかけられた会話や合意といった視点をもとに、医療倫理に関してこれまでよくなされてきた文脈とは少し異なった視点から眺めてみたい。それは医療全般におけるコミュニケーション的転回の投影といってもよいものかもしれない。

医療倫理を考えるにあたっては、よく光と影といった言葉が用いられるように、ある医療技術に対する善悪両面が議論されることが多い（岡部　2012, pp. 219-35）。そしてここには暗黙のうちに、中立なる医学体系といった確固たるものが、前提とされていることがほとんどである。

例えばインフォームド・コンセントといった場合でも、論文データをふくむ中立的な（科学的な）情報を、医師が患者に開示してともに考えるとされるが、この時どの情報を選ぶかという医師・患者間の非対称な関係性のみならず、医師が真理と思っている情報自体も、厳密にいえば、状況をコントロールするのは不可能であったり、予測不能であるという面がある。つまり医療問題は厳密には、曖昧であらざるを得ないから、非対称性ですらないとも言える。

生殖医療をめぐる問題においても、体外受精や遺伝病回避の是非などで同様である。つまり、前提となる知識体系が完全であれば、あらゆる最悪の事態は回避可能であり、失敗することはないはずである。しかし、完全であるという妥当性の範囲が、一般的には不明瞭である。

二分脊椎やダウン症などの典型的な遺伝病のケースに限れば、そうした例外的な特殊性を考慮しないことも可能ではあるが、それ以外に（例えば優生思想のように）範囲を拡張した場合はどうなるのだろうか。一般に考えられる程、医学にそうした確実性を求めることができるのだろうか。

また優生思想に関しても、当事者の思い通りの展開に、本当になるのであろうか。おそらく医学の進展に伴って、短期的（近視眼的）には優生思想を支持するような検査精度は上がるであろうが、長期のスパンで見た場合は、結局、予測不能となることは明らかであろう。

これは物理学における根本的な予測不能性を示す「三体問題」の提示するものと同一である。三体問題とは、三つの物体が相互に作用する場合、その将来の予想が厳密には不可能であるというものである。元来は天体力学から発した問題であるが、あらゆる三つの要素が相互作用する時には、普遍的に適用することが可能であり、複雑系の問題なども基本的にはこの範疇で考えることができる。

つまり医学や社会などの予測不能性も、三体問題に起因することになる。これは形而上学的問題ではなく、実際に物理学者の長沼伸一郎は作用マトリックスという数学的手法を用いて説明している（長沼　2000, pp. 183-246）。

2. 臓器移植の問題

次に臓器移植について考えてみよう。昨今のこの分野の言説は、移植成功例の語りに偏している印象が強い。これは当然、疾病の種類やステージにも大きく左右されるが、厳密に評価されていれば、移植しなければ医師の予測した通りの予後（つまりは死亡）になってしまうということを言外に示しているのではないか。

移植の問題は、そもそも本当に外科手術というものが有効であるのかという問題が、一般には二重盲検できないことにも関連している。つまり、医学は予測可能性があるかのような「線型性」を暗黙のうちに仮定しているが、生命というものは元来、前述したように三体問題として扱われるという点が抜け落ちている。こうした線型性を前提とした単純さと、完全であるという思い込みこそが、真理・実在・本質といったものと同類なのではないだろうか。

医療は自らの内面に暗黙の裡に前提される、本質主義や合理主義という問題から目をそらすべきではない。カンギレムの主張するように、コントの実証主義にはじまる合理主義的楽観論によっていかに医学から「個人」というものが姿を消したのか、もう一度考えてみなければならない。

カンギレムは、まがい物の実証主義の名のもと、個人が抹消され、科学万能主義へのめり込み、倫理的頽廃を招くことになったと考えていた。それゆえに彼は、個人は医療を脅かすと述べている(ルクール　2011, pp.38)。これは個というものを重視する統合医療が、多元主義とともに、既存の通常医療にとって、いかに強く違和感を生じさせるものであるかを説明するものでもある。

こうした医療倫理のとり上げる多くの問題に、ハーバーマスのいう生活世界とシステムの対立という構図を認めることができる。そしてそれを認識し、乗り越えようと試みる必要があるのではなかろうか。そしてその上で、新たな医療倫理を構築する必要があるのだ。

現代医療は、あまりにカンギレムのいう合理主義的楽観論に汚染され過ぎている。医療は今こそ意識的に、本来あるべきプラグマティックなものへと回帰する必要がある。

第5節　アンチノミーをめぐる問題

1. アンチノミーとは何か

では、なぜ人はカンギレムの批判するような方向へと向かうのだろうか。科学万能を唱えるかのようなナイーブな論者にそうした傾向が多いのはなぜなのか。現代医学の問題群の最後に、多くの批判者の陥りやすい問題を考えてみたい。

代替医療への批判者であるサイモン・シンの弁を聞いていると、わずかなハーブに関しては肯定しているものの、ほぼすべての代替医療に否定的である姿勢は、究極の判断基準を統計学に置いている。まさにオッカムの剃刀である。

あたかも全てに善悪の判断をつけるかのような彼の姿勢は、これまでの数学・物理分野における成功を背景とした彼自身の理性の誤動作のようにも見える。これはあたかも究極の答えようのない問題に答えようとする時に現れるアンチノミーという概念を彷彿とするものである。

アンチノミー（二律背反）とは何か。イマニュエル・カントが『純粋理性批判』において理性の万能性を否定するために示した究極の矛盾で、肯定命題であるテーゼと、否定命題であるアンチテーゼという、相反する二つの命題から成るものである。これによりカントは、理性というものは、推理し、極限に迫り、絶対を求めるという性質を有するがゆえに、究極において矛盾に陥るということを示した（石川　2009, pp. 38-40）。彼は以下のような四組のアンチノミーを発見した。

第1アンチノミー

テーゼ：世界は時間的な始まりをもち、また空間的にも限界を有する。

アンチテーゼ：世界は時間的な始まりをもたないし、また空間的にも限界をもたない、世界は時間的にも空間的にも無限である。

第2アンチノミー

テーゼ：世界においては、合成された実体はすべて単純な部分から成っている、また世界には単純なものか、さもなければ単純なものから成る合成物しか実在しない。

アンチテーゼ：世界におけるいかなる合成物も単純な部分から成るものではない、また世界には、およそ単純なものはまったく実在しない。

第3アンチノミー

テーゼ：自然法則に従う原因性は、世界の現象がすべてそれから導来せられ得る唯一の原因性ではない。現象を説明するためには、そのほかになお自由による原因性をも想定する必要がある。

アンチテーゼ：およそ自由というものは存しない、世界における一切のものは自然法則によってのみ生起する。

第4アンチノミー

テーゼ：世界には、世界の部分としてかさもなければ世界の原因として、絶対に必然的な存在者であるような何か或るものが実在する。

アンチテーゼ：およそ絶対に必然的な存在者などというものは、世界のうちにも世界のそとにも、世界の原因として実在するものでない。

（カント　1961, pp. 106-42）

2. アンチノミーの罠

アンチノミーの意味するところを、第1アンチノミーを例に述べていく。ここでは世界は時間的・空間的に有限であるというテーゼと、無限であるというアンチテーゼが矛盾している。しかしそこには、時間的・空間的な何らかの量をもつことが前提とされているが、互いに矛盾しているのであるから、それ自体が否定されなければいけない、とカントは考えた。つまり世界はそうした量をもたないのであり、これは、世界は存在しないということを意味することになる。そして、これこそが理性というものの限界を示しており、それゆえに極限や絶対を求めることにより、矛盾に陥るのだと説明するのである（石川 1995, pp. 85-9）。

基本的にはこうした論法は、第4アンチノミーまで共通している。そして代替医療批判者の前提とするものは、究極の基準や答えという点で、絶対必然的存在者によってなされるのであれば、それは第４テーゼの変形と考えてよいだろう。つまり、どこかに完全なる正しい答えがあるといった考えである。科学的な正統医学は常に正しく、代替医療は全て誤りであるといったナイーブな考え方がこの代表といえよう。それゆえに本論で述べてきたことの趣旨は、概ね第４アンチテーゼに類する。つまりここにアンチノミーが発生していたのである。

こう考えていくと医療というものは広く、我々の理性の誤作動ともいえるアンチノミーにより多大な影響を受けているとみることもできる。心であるか脳であるかは、ここでは議論しないこととして、いずれにせよそうしたものにより、基盤をなす身体が大きく影響されるのである。

こうした観点からも、テーゼ・アンチテーゼといった矛盾をも飲み込むような大きな多元主義が、生命の取り扱いには必要なのかもしれない。そしてそれは当然、医療全般についても適用できる議論であることは言うまでもない。

第３章において、ヘーゲルに基づいて矛盾を統合しようとする統合主義について述べたが、この時のヘーゲルによる「矛盾」と、カントのアンチノミーにおける「矛盾」は同等に扱うべきではないだろう。

本来の矛盾とはアンチノミーがいうようなものであり、現実にはあり得ないものをいう。つまりヘーゲルの言う矛盾は、言明の上でのみ成り立っているものである（石川 1995, pp. 60-1）とされる。一部の統合医療解説における安易な「統合」という用語の使用は、ここでいうヘーゲルの「矛盾」の呪縛から逃れられていないことを意味するといえよう。


こうしたアンチノミーが示す極論に知らず知らずのうちに引きこまれ、科学的とされる医療は歩みつづけているということはないのだろうか。我々は意識することなく、無意識のうちに、これは医学の問題、これは哲学の問題、というように分割して考えてはいないだろうか。

ナイーブな科学主義に駆り立てられて、人文科学のもつ重要な指摘を無視していることはないだろうか。知らずにカントが指摘したアンチノミーの罠に陥ってしまっているのではないだろうか。そしてアンチノミーに陥らないためには、かつてカント自身がコペルニクス的転回と称したような大いなる転換が、必要とされているのではないだろうか。

医療の根本に向けての会話のもつ重要性ははかり知れない。そして今、コミュニケーション的転回が起こりつつある。

次章ではこれまでの総括として、医療におけるコミュニケーション的転回を、統合医療としてとらえ、プラグマティズムによる意思決定に支えられたこの医療の全体像を提示してみたい。

第５章のまとめ

科学的真理としての「診断」から、時々刻々と変化する「診立て」への変化は、反本質主義の現れとしてみることができる。そしてそこでは、正しさに基づくのではなく、納得を確かめ合うことが重要になる。

統計学においては、頻度主義とベイズ主義という二つの主義が対立しており、一枚岩ではない。そうした困難な状況において、ベイズ主義から発展した尤度主義という立場も生まれている。

医療においては自然科学的な側面だけでなく、人文科学的な側面も大きい。そのためそれぞれには「説明」と「了解」という概念が必要である。また統計学においては頻度主義とベイズ主義の対立の問題もある。つまり、何をもって自らが信じるかといった問題は容易に解決する問題ではない。

解釈学的転回を受けて、意味生成の場としてのコミュニケーションを重要であると考え、それを思索の基礎にしようとする転回が、コミュニケーション的転回である

コミュニケーション的転回のもたらす影響は、統合医療をめぐる問題のみならず、医療倫理など現代の医療をめぐる諸問題においても、その見直しを迫るものである。

現代医学は、科学主義に駆り立てられて、人文科学のもつ重要な指摘を無視していることはないだろうか。カントが指摘したアンチノミーの罠に陥ってしまってはいないか。そ

のためには、コペルニクス的転回ともいえる大いなる転換が必要とされている。

より深い理解のための課題

統計学における頻度主義とベイズ主義、各々の相違と現代医療における利点を述べよ。

ハーバーマスの言う「生活世界とシステムの対立」を現代医療に置き換えて説明せよ。

第6章　コミュニケーション的転回

第1節　コミュニケーション的転回の示唆するもの

1. アンチノミーへの方策

前章では医療の根本をめぐる問題を、これまでの統合医療の基礎の視点から再考した。それにより、通常の医療からだけでは得がたい位置から、医療そのものを再度、俯瞰することが可能になった。

そこには様々な問題の背景として、カントのいうアンチノミーをめぐる問題が現出しており、矛盾を擁する状態に対して、会話というコミュニケーションによる解決が示唆された。それはコペルニクス的転回にも似た、コミュニケーション的転回といってよいものであった。

これは言語を基軸としながらも、その意味を確定されたものとしてとらえずに、あくまでもコミュニケーションという行為を基軸としていこうとするものであった。つまり、立場や価値観を異にする者同士が、非論理的な枠組みを捨象した状態で意見交換をし、何らかの合意に至るといった枠組みである（高田　2011, p.53)。

一見、不確実で、これまでの概念からかけ離れた観のあるコミュニケーション的転回ではあるが、その立脚点は意外なところにある。カントが『実践理性批判』で展開した定言命法である。

定言命法とは「～せよ」という無条件の命令であり、「～したければ～せよ」という条件の付いた仮言命法と異なり、「～したければ」という条件がない。この定言命法に基づいたカントの格率が「汝の行為の格率が汝の意思によって普遍的自然法則となるべきであるかのように行為せよ」とするものである。

これは自らが従うルールを、世界全体のルールになるように作り上げなさい、と解釈することも可能である。そしてこれを正しさとすれば、複数の他者である「みんな」によるコミュニケーションが正しさの基底をなすと考えられるのである（高田　2011, p. 145)。

ここに多元主義を基盤とする、統合医療の正しさが担保されるのである。つまり「みんな」による判断が正しいか否かが医療において問題となる際に、無条件の命令である定言命法に基づいたカントの格率によって、各人の正しさが保障されるのであれば、プラグマティズムを基盤とし、会話を重視する統合医療においても、正しさが担保されるということになる。

様々な問題を、個人ないしは集団が、プラグマティックな姿勢で取り組み、会話を中心としたコミュニケーションにより解決していく、というモデルがここには認められる。

医療という領域において、我々はカントの認識論の示したアンチノミーという、理性に由来する問題を理解しつつも、実際的な面においては、まだその入り口に立ったに過ぎない。つまり、問題を問題として認識しえただけであり、その解決への道は遠い。

しかしその解決の方策として、コミュニケーション的転回があることを忘れてはならない。統合医療という概念は、多元主義を基盤とするがゆえに、このコミュニケーション的転回というものを、通常の医療に円滑に導入するには、適するものなのである。

2. 真理としての共通知

カントの超越論的な認識の転回に始まった哲学史の潮流は、ローティの述べているように、言語学的転回、解釈学的転回と変遷していく。

そしてこれは医療の領域においても、同様の変遷を認めることができる。つまりモノからコトへの言語学的転回は、解剖学・生理学といったいわば正常というモノを記載する学問を基準とする流れから、統計学を価値基準としたEBMというコトへの流れとしてみることができるのである。

これは正常というものを規定してから、病理というものをとらえようとする、現在でも強固な病態生理を中心とする考えから、統計学を駆使した大規模スタディを重視するEBMへと重心移動しつつある昨今の医療の流れを見ても明らかである。

しかしカンギレムは、このどちらの立場に対しても、病理的現象は正常な現象の混乱したものにすぎない、としてとらえ、肝心の「患者の病気」を忘却していると主張する。結果、これにより個人は姿を消し、科学万能主義にのめりこみ、倫理的な頽廃を招くことになった、としている。そして「個人は医学を脅かす」とし、個人への回帰を促したのである（ルクール　2011, pp. 37-45）。こうした潮流が一つの背景をなし、NBM 重視へとつながっていくと考えられる。

つまり言語学的転回が、さらに展開して解釈学的転回となるように、EBM というデータ重視の流れは、一人一人の個人の語りを重視する NBM へと転回していくとみることができる。この流れを象徴するものとして、NBM が EBM を包摂・統合するという考え方が主張されている（斎藤　2005, pp. 188-9）。

これは、すべての医療行為に、現時点では十分エビデンスがないということを前提に、エビデンスとされる体系を一つの大きな物語と考え、適切なエビデンスが入手できる場合は利用し、入手できない場合は患者との対話を持続していく、というものである。エビデンスといういわば科学的であることの象徴を、いわば相対的なものへと格下げしているところに特徴がある。まさに個人を重視する解釈学的転回と重なる概念といえる。

さらに対象を患者という特定の個人から、「みんな」といってよい複数の人間たちへと拡大することも可能である。

集団から紡がれる会話を基に、それを真理の代替としていこうとする流れも生まれてくる。こうした流れが、次なる転回であるコミュニケーション的転回を生み出すことにつながる。

ここで改めてコミュニケーション的転回に至る歴史を振り返ってみよう。そもそもはカントによる超越論哲学がその起点であり、存在論から認識論的な意識分析へと転換したのが認識論的転回であった。

それがさらに認識の中心であるモノから言葉へと中心が移ったのが、言語学的転回である。この後、意味や価値は、見たり聞いたりした人間の側に発生するものだとするガダマーの主張をもとに、解釈学的転回へと至る。これは「私」を中心とした視点から「あなた」という他者へと視点を変更したものである。そして、この「あなた」が複数となり「みんな」へと発展したものが、コミュニケーション的転回ということになる（高田　2011, pp. 18-45）と説明される。

それゆえにこの転回においては、「みんな」という集団による「共通知」を、真理として読み換えることになることを意味する。

そしてそこには、了解もしくは合意が必要であり、それが得られるためには、ハーバーマスのいう妥当要求が必要となるのである。つまり「正当性」「真実性」「誠実性」である。これらにより、共通知は確かなものとなる。

では、こうした知は具体的にはどのように生まれてくるのであろうか。社会心理学における、集団決定の在り方から、共通知を考えていくことにしよう。

第2節　コミュニケーション的転回における集団決定の諸相

1．ブレインストーミング

集団決定の具体例として、アイデア生産の討議形態であるブレインストーミングを例にみていく。

ブレインストーミングとは、一九五〇年代にオズボーン（Alexander Faickney Osborn, 1888-1966）により、新たなキャッチフレーズを作り出すために考案された会議の方法で、（１）批判は後まで留保、（２）アイデアの暴走歓迎、（３）アイデア数が多いほど歓迎、（４）他者の案に統合・改良・変化を加えることも歓迎、といったルールのもとに独創的なアイデアを作り出すことを目的とする、集団討議法である（遠藤　2004, pp. 391-4）。

これらのルールによりアイデアが多く、かつ奇抜なほど良いという雰囲気を作り出し、評価懸念や同調圧力を取り除き、相互刺激・扶助といった良い側面を引き出すことができるとされる。これにより独創的アイデアを産出するとされるが、ただ人数だけ集まっただけでは、集団による「三人寄れば文殊の知恵」的な創発は生まれにくいことが知られている。

つまり通常、顔を合わせているような対面集団においては、予想された効果を引き出せるが、研究のために集めたような統計的集団では、その効果に関して否定的な報告がなされているのである。（亀田　1997, pp. 47-129）ただ「みんな」が集まっただけでは、有効な共通知にはつながらないということであり、ハーバーマスの妥当要求の必要性が示唆される。つまり社会心理学的に、人間は匿名性の高い集団に紛れ込んだ場合、社会的手抜き、ただ乗り、動機づけの低下を起こしやすい（遠藤　2004, p. 393）。それゆえに、誠実性を含んだ妥当要求が必要とされるのである。

2. アロウの定理が示す問題

では、共通知の基礎をなす集団における決定の長所と短所をみていこう。集団決定における問題は、アロウの定理によって、集団決定が当然満たすべき基本性質が相互に論理的矛盾をはらむことが示されている（亀田　1997, pp. 51-4）。アロウの定理とは、厚生経済学者であるアロウによって一九六三年に発表されたもので、一般可能性定理（general possibility theorem）とも呼ばれる（亀田　1997, p.51）。

その内容は、（1）選択の合理性、（2）個人の選好の無制約性、（3）市民の主権、（4）無関係対象からの独立性、（5）独裁の否定、といった五条件が、同時に満たされることはない、ということを数学的に証明したものである。つまり（2）～（5）を満たす社会的集約規則は、どのようなものであろうとも（1）を満たさない、ということで、いわゆる民主的決定の論理的矛盾を指摘している。

そしてこの五条件は、さらなる問題も提示している。それは（1）～（4）を満たす時、同時に（5）を満たさない、つまり論理的に独裁をもたらすという可能性も示しているのである。これは意思決定に関しては、単なる合議よりも「良心的な独裁」が良いとされる、経験則とも合致するものである。

それでは、「良心的な独裁」の有効性があるにもかかわらず、集団決定を行う意義は何なのであろうか。これこそが「三人寄れば文殊の知恵」的な期待というより、「合意」と「連携」という大きな収穫があるからといってよい。

斬新なアイデアよりも「みんな」の真理により、合意と連携を生み出しているのである。コミュニケーション的転回における真理の代替たるものとはこれをいう。

3. 隠れたプロフィール

さらに、集団決定におけるデメリットはあるのだろうか、そしてそれはどう克服していくべきなのか。このデメリットとして、つねに「隠れたプロフィール（hidden profile）」の存在が指摘されている。

隠れたプロフィールとは、優れた選択肢が情報分布の偏りのために見かけ上、埋もれてしまっている状態をいう（亀田　2000, pp. 124-34）。良い情報が埋もれてしまうのを防ぐには、どこに情報があるかという共有の知識が必要となる。この知識のありかを知るという、いわば知識の知識を「メタ知識」と呼ぶ。そしてこのメタ知識があれば、集団のデメリットを最小限にすることができるとされる。

加えて、長期的な持続可能なグループでは、各々のメンバーが専門領域をもち、相互に了解しあっていることが多い、ということが経験的に分かっている。了解を形成する為には、グループの「継続」が重視されることになる。継続状況では、知識のありかたに関する知識として、一段上の共有知識であるメタ知識が形成されやすくなる、とされる。こうして必要な情報を発掘することができ、隠れたプロフィールというデメリットの発生確率をきわめて小さなものにできるのである（亀田　2000, pp. 124-34）。

こうした共通知により、様々な環境において致命的なエラーやダメージを減らし、平均的に優れた決定を生み出すことができる。いわば、何でもありの医療の現場において、こうした共通知を生み出すシステムは、安定した適応装置といっても過言ではない。

それゆえに、コミュニケーションにより共通知を生み出すという行為は、医療全体における安全性確保の基本、といってもよいものではないだろうか。そして、こうした会議による集団決定が有効に機能するには、ハーバーマスのいう妥当要求が要請されるのはいうまでもない。

では、こうしたグループが拡大していけば、理想的な状態へと近づくのであろうか。医療関係にとどまらず、多彩な人たちが共存する、一般的な「社会」においてはどうなのだろうか。

そこには、社会心理学による限定された集団における考察のみからでは、推し量ることができない独自の問題が存在する。オルテガが主著『大衆の反逆』において、指摘する「大衆」の問題である。

第3節　オルテガの提示した問題

1.「大衆」の意味するもの

コミュニケーション的転回は様々な場面において、多くの問題をはらむのも事実である。確かに、妥当要求を満たせる人のみで集団が成り立っていれば、医療においても理想の状態が実現されることになる。しかし現実を見れば、これはあくまでも理想論であり、実際とはかけ離れている。つまり、実際の構成メンバーと言える大衆は、こうした理想的状態ばかりを示すわけではない。むしろ逆である。

こうした問題は、オルテガ（Jose Ortega y Gasset, 1883-1955）が『大衆の反逆』において詳細に述べている。特にここでオルテガのいう「大衆」とは、単なる凡俗な人間を指しているわけではないということにも注意しなければならない。

オルテガはまず大衆を「特別な資質をそなえない人びとの総体」であるとし、「平均人のことである」としている。その上で、その特徴を以下のように述べている。

> 大衆とは善きにつけ悪しきにつけ、特別な理由から自分に価値を見いだすことなく、自分を「すべての人」と同じだと感じ、しかもそのことに苦痛を感じないで自分が他人と同じであることに喜びを感じるすべての人びとのことである（オルテガ　1985, p.54）。

としたうえで、我々が大衆に対して通常イメージするような凡俗な、労働者を指しているわけではないことを次のように述べている。

以前ならば、われわれが大衆と呼んでいるものの最も典型的な例とすることができた労働者のなかに、今日ではすぐれた訓練を受けた精神を見いだすのがめずらしくないのである（オルテガ　1985, p.55）。

つまり、オルテガの問題視する大衆は、いわゆる労働者階級を指していない。では、いかなる層を大衆としているのか。彼は「専門家は知者ではない」としたうえで、特にその代表である科学者を糾弾して以下のように述べている。

今日、政治、芸術、宗教および生や世界に関する一般的諸問題について「科学者」が、そしてもちろん彼らに続いて医者、技師、財政家、教師等々が、いかにばかげた考え方や判断や行動をしているかは、その気さえあれば誰にでも観察できることである。私がくり返し大衆人の特徴として述べてきた「他人の言葉に耳を傾けない」、より高度の審判に従わないという性向は、ほかでもなく、部分的資質を持ったこれらの人びとにおいてその極に達しているのだ（オルテガ　1985, pp. 161-2）。

そして、こうした科学者に対して「彼らの野蛮性こそがヨーロッパの堕落の最も直接的な原因になっている（オルテガ　1985, p. 162）」と述べている。また、こうした大衆人の特徴として「他人の言葉に耳を傾けない」という、いわば会話を重視しない姿勢が垣間見えるのも興味深い。

そして彼らは、自分の利益のみを得ようとするだけの存在で、社会が壊れそうになってもやめようとしない。それがヨーロッパ社会を堕落させた、というのである。前述した「良心的な独裁」ではない、知者ではない専門家をコミュニケーション的転回は呼び寄せてしまう危険性もあるのである。

2. 専門家としての医師

専門家にはオルテガも指摘しているように、医師も含まれる。専門分化が著しい医学領域において、極めて細かい領域の専門家がすべてに通じるというのは至難の業である。ましてや代替医療という、医療のなかでも周辺分野においてはいうまでもない。しかし専門家は、そこにも何ら知識を持たないまま口をはさむ。それこそが専門家であるとまでオルテガはいう。

彼は「科学者」であり、彼が専門にしている宇宙の小部分についてはたいへんよく知っているからだ。われわれは彼を知者・無知者とでも呼ばねばならないだろう。これはきわめて重要なことである。というのは、そうした人間は自分が知らないあらゆる問題についても、無知者として振舞わずに、自分の専門分野で知者である人がもつ、あの傲慢さで臨むことを意味しているからである。そして事実、そういうのが専門家の態度である（オルテガ　1985, p. 161）。

オルテガの指摘に耳を傾けるとき、慎重でありながらも、医療においてコミュニケーション的転回が必要とされている状況を理解することができるであろう。医療が一見、素人にとって難しいものであったとしても、すべてを専門家に任せ切るというのは危険である。それはBPSモデルに示されるような、あらゆる局面すべてにおいての専門家などは存在しないからである。

大衆と化した、悪しき専門家である可能性を有する医師に、医療に関するすべてを委任することなく、自らの生命を守り抜くという姿勢を保とうとすることは、医療におけるコミュニケーション的転回の意義ともいえるだろう。

一方で、多元主義が遍く行き渡った社会においては、こうした「大衆」による問題もまた常に浸潤していることも忘れてはならないのである。

では、そうしたリスクがあるのであれば、こうした潮流を避けねばならないのだろうか。個人の意思決定が影響力をもつコミュニケーション的転回は、否定すべきなのであろうか。医療を含め、社会全体に多元主義が基盤となった時、どのような倫理観を持つべきなのだろうか。

こうした問題を考えるとき、我々は再度、ウィリアム・ジェイムズの思想に立ち返る必要がある。何故なら、彼こそがまさに、多元主義とプラグマティズムによる世界観を展開した人物であるからであり、その考えを統合医療の基礎と考えることで、これからの医療の道筋がコミュニケーション的転回であると示唆されたからである。

第4節　コミュニケーション的転回は必要か

1. ジェイムズの多元的倫理

ジェイムズは一つの対象に対して多元的な解釈といえる、多元的宇宙の世界像による認識をもっていた。これは無数の小さな宇宙が集まって、一つの宇宙を形成するイメージのものである。そしてこれは相対的なものでもなく、非合理的なものでもない。むしろ逆に、合理性が最大限に保たれるようなものであった（大賀　2012, p.4)。

現代の多元的な状況に対して、我々は普遍的な方法を探るか、多元的な差異を承認しあうか、の選択肢を迫られることが多い。

しかしジェイムズは、そのどちらでもないイメージをこの多元的宇宙にもっていた。それは独特な特徴を持った人びとが集まるものの、様々な種類の楽器を演奏するかのように、結果として美しいハーモニーを奏でるといったイメージのものである。ジェイムズ自身は『多元的宇宙』において「(多元的世界は) 帝国や王国よりは、連邦共和国に似ている」とも表現している（ジェイムズ　1961, p. 244)。

こうした彼の多元的倫理は、自己と他者が影響を与え合い、相互に変化を続ける可能性を保障し、分断したままを目指すことなく、共役不可能性をも乗り越えて、一つのハーモニーを生み出さんとするものである（大賀　2012, p. 18-9)。つまり各々は異なるが、全体では一つの調和をもつ、というような理想的なものといえよう。

予定調和的な傾向を強く持つが、いずれにせよこうした宇宙観により、ジェイムズの多元主義は一つの調和した構造をもつことになる。そしてこうした社会観をもつことは、カントのいう定言命法に従うことにも一脈通じる。つまり「汝の行為の格率が汝の意思によって普遍的自然法則となるべきであるかのように行為せよ」という定言命法を、社会の構成員である各自が従うルールとして採用するのであれば、その集合である「みんな」によるコミュニケーションの正しさが担保されることになる。結果、オルテガのいう大衆たる悪しき専門家の影響を逃れ、大衆社会への処方箋にもなりうるのである。

ただしこの理論展開は、いささか理想論に過ぎるきらいがある。加えて、コミュニケーション的転回を導入する必然性にもやや欠ける。ではそうした状況を鑑みても、まだこの転回に我々が向かう意義とは何なのだろうか。

その一つの答えが、日々変化する医療そして社会への適応ではないだろうか。社会は、おそらく何らかの特定の目的を持つことなく、あたかも生命体のごとく変化・成長していく。経済人類学者の栗本慎一郎が「社会はそれ自体が生命性や身体性を持つのでなければ決して理解できない（身体性からこそ初めて理解できる）」と述べている通りである（栗本 2013, p.92）。そして、この社会という生命体の中に取り込まれている我々は、否応なくこの変化に適応せざるをえない。

ショーペンハウアーの生の哲学において、生（生命）とは根拠を欠いた人間のありようであり、世界と生にはどこにも根拠がないとされている（板橋 2012, p.10）。まさに医療を含む社会そのものが、生の在り方そのものを示していると考えたとき、根拠なき一人一人の人間に、そこを乗り切る十分な能力があるとは思えない。

だからこそ、そこにコミュニケーション的転回の示す会話や集団決定があるのではないだろうか。

2. 時代を先取ったプラグマティズム

我々は投げ出されたこの世界において、自らの身体を用いて探求し、生きていかざるをえない。その姿勢の根本がプラグマティズムであった。

プラグマティズムの示す姿勢は単純にして明快である。それゆえに、混沌とした社会像を提示しうるコミュニケーション的転回を経過しても、それは依然として我々の指針となりうる。パース、ジェイムズ、デューイといった古典的プラグマティズムの思想は、かつて精彩を欠いたものとされながらも、近年高い注目を浴びている。これこそまさに、その証左といえよう。それは、プラグマティズムが古い思想だからではなく、時代を先取りしていたからこそ、時代が後から追いついたとみることもできるのである（大賀　2012, p.2）。

こうした事情を哲学者のバーンスタインは、次のように述べている。

一九八〇年代後半は、多くの学派において、いわゆる「ポストモダニズム」が荒れ狂うかのような時代であった。フーコー、デリダ、リオタール、ドゥルーズ、その他のフランスの思想家たちは、多くの若き知識人の想像力を刺激する「理論家」であった。初めは、私は「ポストモダン」の言説の斬新なところに混乱させられていた。それから、ポストモダンの基礎付け主義、現前の形而上学、大きな語りや体系といった攻撃に接近を試みるようになると、これらはすべて以前に見たことがあると感じるようになった。これはまさに一九世紀の古典的プラグマティズムの原点であったのだ(Bernstein 2010, p.29)。

3. 統合医療的転回へ向けて

現代における社会、ひいては宇宙における我々の在り方、そしてその探求の姿勢はまさに、プラグマティズム的転回といってもよいものであろう。そしてその転回を基底として、代替医療を含める幅広い方法によって、自らの健康を探求していこうとする統合医療の概念は、まさにそうした中に位置づけられるものなのである。

閉塞した医療環境の中で、今こそ医療は、多元主義とプラグマティズムを基礎とする「統合医療的転回」を遂げる時が来ているのではないだろうか。「転回（turn）」とはそもそも「向き直る」ことを意味する。よってここでは、医療が統合医療の方向に向き直る、ということを意図して、この語を用いようと思う。

つまり、これまで展開してきた統合医療に関する議論は、特異な領域における特異な議論なのではなく、これからの医療のあるべき姿を模索するための議論なのである。それゆえにその哲学的基礎の構築は、明日の医療のためにも不可避な取り組みといえる。

医療全般が、ここで議論した多元主義とプラグマティズムといった哲学的基礎を考慮するようになる時、統合医療的転回へと舵が切られることになるだろう。そしてその時、もはや「統合医療」という言葉は存在せず、医療の当然の姿として、同化し組み込まれていることであろう。そうなって初めて、この転回が遂行されたことになるのである。

4. 実践のブルーオーシャンへ

これまでの議論で、統合医療の哲学的基礎を、多元主義とプラグマティズムに定め、その方向を統合医療的転回とした。

では、この転回を遂げるために我々が具体的に出来ることは何なのだろうか。最後に結びとして、その実践について考え、明日の臨床への架け橋としたい。

統合医療の場では、一定のルールを踏襲しながらも多元的に諸療法が並立し、その中で交わされる会話をもとに、コミュニケーションが形成されていく。そして、そこで形成される合意が、個別の症例における最善の方法論を照らし出す。これこそが、ここまで展開してきた統合医療をめぐる哲学的考察のエッセンスであり、思想的な基盤である。

これらの諸要件を満たすコミュニケーションの場こそが、多元主義とプラグマティズムを基盤とする統合医療の実践の場に他ならない。そして我々は、統合医療的転回へ向けて、カンファレンスなどを通じ、こうした場を形成していかなければならないのである。カンファレンスというと、従来の症例検討会のイメージが強くついている方も少なくないだろう。その場合は、一度そうした思い込みを取り払い、相手を理解し、「一致」を求めようとせず、「共生」していこうとする意味合いの強い「会話」の場、と考えてもらう方がいいだろう。

我々の開催するジャングルカンファレンスも、こうした「会話」の場であろうとすることを強く意識している。同時代に、この医療における大転回を成し遂げようという気概のある方の参加を期待している。

統合医療の哲学的基礎を論じることで、そこから浮かびあがる新たな転回へのキーワードとしてジャングルカンファレンスという一つの実践の形が導かれた。統合医療的転回の実践は既に始まっている。プラグマティズムという思想は、何より実践を重んじる哲学である。そのためにも、その実践の形を「実践編」として後続の出版により、具体的に提示していこうと思う。

統合医療という臨床実践のブルーオーシャンにおいて、医療のコミュニケーション的転回へと舵をきろう。これこそが我々を新たな段階へと導く統合医療的転回なのである。

第6章のまとめ

医療という領域において、カントの認識論の示したアンチノミーという、理性に由来する問題を理解しなければならない。そしてその解決の方策として、コミュニケーション的転回があるのである。

コミュニケーション的転回においては、「みんな」という集団による「共通知」を、真理として読み換えることになる。そしてそこには、了解もしくは合意が必要であり、「正当性」「真実性」「誠実性」が要求される。

大衆と化した医師に、医療に関するすべてを委任することなく、自らの生命を守り抜くという姿勢を保つことは、医療におけるコミュニケーション的転回の意義ともいえる。

今こそ閉塞した医療環境の中で、多元主義とプラグマティズムを基礎とする「統合医療的転回」を遂げる時が来ている。そのためにもジャングルカンファレンスという実践の場が必要なのである。

より深い理解のための課題

現代医療において、カントのアンチノミーはどのような問題を提起しているか。

「共通知」はどのようにして「真理」としてみなすことができるのだろうか。

アロウの定理から、単なる合議よりも良心的な独裁が良いと導かれるにもかかわらず、集団決定を行う意義とは何か。

統合医療的転回とは何か、コミュニケーション的転回という概念を用いて述べよ。

ローティは、一致をめざす「対話」ではなく、一致しないまま共生をめざす「会話」を重視するが、ジャングルカンファレンスを含め医療はこれからどちらを選択すべきか。

おわりに

統合医療に関して、その概念の形成から具体的内容までを記述しながら、背景となる思想である多元主義とプラグマティズムについて考えてきた。

統合医療に関しては、各々の識者により多様に語られることが多かったが、そうした中で、共通して認められる二つの大きな思想を抽出し、今後の展望を提示してみたが、いかがであったろうか。

ローティは自らのネオ・プラグマティズムを「治療的哲学」と称した。これは従来の主流とされる壮大かつ体系的な哲学が終わり、様々な解釈に基づいて会話を行いながら、現状を治療し、啓発していこうとする哲学といえるだろう。

私は今後の統合医療にも、同様の展望を持っている。整然とした体系を持つ壮大な医学というよりは、各々の多様な問題を具体的に解決していく、地道な意味での「治療的医学」である。そしてその場には、連帯を形成する「会話」の場が不可欠となる。我々はそうした、医療における連帯を具体的に模索する段階に入ったのである。

これらの具体的取り組みとしては、続く「実践編」において紹介していきたい。統合医療の詳細な検討から導かれた理論を基礎として、我々の日々の臨床実践の様子を提示していこうと思う。

最後に、科学哲学分野をはじめ幅広く哲学についてご指導いただいた日本大学大学院総合社会情報研究科の大熊圭子准教授、多元主義に関しての多大なる示唆ならびに、本書への推薦文まで快くお引き受けいただいた京都大学大学院医学研究科精神医学教室の村井俊哉教授に深謝致します。

また最後までお読みいただいた読者諸賢の方々、本当にありがとうございました。

引用文献

赤井誠生「ジェームズ=ランゲ説」、中島義明他編集『心理学辞典』、有斐閣（1999）

渥美和彦「統合医療の理念」、渥美和彦編集『統合医療　基礎と臨床（基礎編）』、日本統合医療学会（2007）

石川文康『カント入門』、ちくま新書（1995）

石川文康『カントはこう考えた』、ちくま学芸文庫（2009）

板橋勇仁「生の哲学」、小坂国継・本郷均編著『概説 現代の哲学・思想』、ミネルヴァ書房（2012）

伊藤邦武『ジェイムズの多元的宇宙論』、岩波書店（2009）

今西二郎『統合医療』、金芳堂（2008）

上馬場和夫「アーユルヴェーダ」、渥美和彦編集『統合医療　基礎と臨床（臨床編）』、日本統合医療学会（2007）

魚津郁夫『プラグマティズムの思想』、ちくま学芸文庫（2006）

遠藤由美「集団「個人の集合」を超えて」、無藤隆他著『心理学』、有斐閣（2004）

大賀祐樹「ウィリアム・ジェイムズの多元主義における倫理学」、『早稲田社会科学総合研究』、

第13巻2号（2012）
岡部英男「医療倫理」、小坂国継・本郷均編著『概説 現代の哲学・思想』、ミネルヴァ書房（2012）
オシュマン、J.L（帯津良一監修）『エネルギー医学の原理』、エンタープライズ（2004）
織田聡「統合医療の概観」、『漢方の臨床』、第58巻11号（2011）
オルテガ（桑名一博訳）『大衆の反逆』、白水社（1985）
加賀裕郎「現代プラグマティズムの問題構制」、『同志社女子大学学術研究年報』、第54巻1号（2003）
笠松幸一「プラグマティズム」、小坂国継・本郷均編著『概説 現代の哲学・思想』、ミネルヴァ書房（2012）
ガミー、N（村井俊哉訳）『現代精神医学原論』、みすず書房（2009）
ガミー、N（山岸洋・和田央・村井俊哉訳）『現代精神医学のゆくえ』、みすず書房（2012）
亀田達也『合議の知を求めて　グループの意思決定』、共立出版株式会社（1997）
亀田達也「グループとしての協調行為　集団を媒介とする適応」、亀田達也　村田光二著『社会心理学　適応エージェントとしての人間』、有斐閣アルマ（2000）
カント、I（篠田英雄訳）『純粋理性批判（中）』、岩波文庫（1961）

熊野宏昭「DSM」、中島義明他編集『心理学辞典』、有斐閣（1999）
栗本慎一郎『栗本慎一郎最終講義－歴史学は生命論である－』、武久出版（2013）
黒田浩一郎「健康」、中川輝彦　黒田浩一郎編『現代医療の社会学』、世界思想社（2015）
小池弘人「米国における統合医療の実際」、『THE KITAKANTO MEDICAL JOURNAL』、第53巻1号（2003）
小池弘人『統合医療の考え方活かし方』、中央アート出版社（2011）
小池弘人「多職種連携と生涯教育におけるジャングルカンファレンスの意義」、『日本統合医療学会誌』、第8巻1号（2015）
甲野善紀『表の体育・裏の体育』、壮神社（1986）
小松かつ子「チベット医学」、渥美和彦編集『統合医療　基礎と臨床（臨床編）』、日本統合医療学会（2007）
斎藤清二『「健康によい」とはどういうことか』、晶文社（2005）
齋藤元紀「解釈学」、小坂国継・本郷均編著『概説 現代の哲学・思想』、ミネルヴァ書房（2012）
酒谷薫「中医学」、渥美和彦編集『統合医療　基礎と臨床（臨床編）』、日本統合医療学会（2007）
佐藤純一「「治る」と「効く」を語ること」、佐藤純一編『文化現象としての癒し』、メディカ

出版（2000）
佐藤純一「非正統的医療と代替医療」、中川輝彦　黒田浩一郎編『現代医療の社会学』、世界思想社（2015）
ジェイムズ、W（桝田啓三郎訳）『プラグマティズム』、岩波文庫（1957）
ジェイムズ、W（吉田夏彦訳）『ウィリアム・ジェイムズ著作集6 多元的宇宙』、日本教文社（1961）
ジェイムズ、W（桝田啓三郎訳）『宗教的経験の諸相（上）』、岩波文庫（1969）
シン、S エルンスト、E（青木薫訳）『代替医療解剖』、新潮文庫（2013）
ソーバー、E（松王政浩訳）『科学と証拠　統計の哲学　入門』、名古屋大学出版会（2012）
高田明典『現代思想のコミュニケーション的転回』、筑摩選書（2011）
竹谷内宏明「カイロプラクティック」、渥美和彦編集『統合医療　基礎と臨床（臨床編）』日本統合医療学会（2007）
デューイ、J（東宮隆）『人間性と行為』、春秋社（1960）
デューイ、J（清水幾太郎　清水禮子訳）『哲学の改造』、岩波文庫（1968）
中井吉英「心理療法」、渥美和彦編集『統合医療　基礎と臨床（臨床編）』、日本統合医療学会

（2007）
永田勝太郎「全人的医療モデル」、永田勝太郎編著『カウンセリング心理学』、佐久書房（2002）
長沼伸一郎『物理数学の直観的方法　第2版』、通商産業研究社（2000）
仲正昌樹『プラグマティズム　入門講義』、作品社（2015）
中安信夫「「診立て」とは成因を考慮した病名の暫定的付与であり、それは終わりのない動的なプロセスである」、『臨床精神医学』、第43巻2号（2014）
名郷直樹『医療をためらうあなたは案外正しい』、日経ＢＰ社（2008）
野口栄太郎「あん摩・マッサージ・指圧」、渥美和彦編集『統合医療　基礎と臨床　（臨症編）』、日本統合医療学会（2007）
能登洋『臨床統計学』、羊土社（2005）
パース、C.S「論文集」（上山春平編）、『世界の名著　パース／ジェイムズ／デューイ』、中央公論社（1980）
パース、C.S「信念の確定の仕方」（植木豊編訳）、『プラグマティズム　古典集成』、作品社（2014）
日暮雅夫「社会哲学・政治哲学」、小坂国継・本郷均編著『概説 現代の哲学・思想』、ミネルヴァ書房（2012）

久繁哲徳『最新医療経済学入門』、医学通信社（1998）

フラー、R.C（池上良正　池上富美子訳）『オルタナティヴ・メディスン』、新宿書房（1992）

ブルース、C（和田純夫訳）『量子力学の解釈問題』、講談社（2008）

水上治「癌の統合医療―医療者と患者による創造―」、『日本統合医療学会誌』、第８巻１号（2015）

村井俊哉『精神医学の実在と虚構』、日本評論社（2014a）

村井俊哉「Karl Jaspers の「方法論的自覚」と Nassir Ghaemi のバイコサイコソーシャル・モデル批判」、『臨床精神医学』、第43巻２号（2014b）

行岡哲夫『医療とは何か』、河出ブックス（2012）

ルクール、D（沢崎壮宏他訳）『カンギレム』、白水社（2011）

ローティ、R（野家啓一他訳）『哲学と自然の鏡』、産業図書（1993）

ローティ、R（室井尚他訳）『プラグマティズムの帰結』、ちくま学芸文庫（2014）

ワイル、A（上野圭一訳）『人はなぜ治るのか』、日本教文社（1993）

Bernstein, R.J. The Pragmatic Turn, Polity Press（2010）

Eisenberg, D.M. et al. “Unconventional medicine in the United Stats: prevalence, costs, and patterns of use", New England Journal of Medicine, vol.328, pp.246-52（1993）

Eisenberg, D.M. et al. "Trends in Alternative Medicine Use in the United States, 1990-1997: results of a follow-up national survey", JAMA, vol.280, pp.1569-75（1998）

参考文献

石浜弘道『カント宗教思想の研究』、北樹出版（2002）
伊勢田哲治『疑似科学と科学の哲学』、名古屋大学出版会（2003）
伊庭崇・福原義久『複雑系入門』、NTT出版（1998）
ヴィンセント、C・ファーナム、A（細江達郎監訳）『補完医療の光と影』、北大路書房（2012）
岡田正彦『医学・生物学のためのデータ解析入門』、コロナ社（2004）
カンギレム、J（滝沢武久訳）『正常と病理』、法政大学出版局（1987）
カント、I（波多野精一他訳）『実践理性批判』、岩波文庫（1979）
クーン、T（中山茂訳）『科学革命の構造』、みすず書房（1971）
栗本慎一郎『意味と生命』、青土社（1988）
竹内薫『「ファインマン物理学」を読む　量子力学と相対性理論を中心として』、講談社（2004）
鶴見俊輔『アメリカ哲学』、こぶし文庫（2008）
ハーバーマス（藤沢賢一郎他訳）『コミュニケイション的行為の理論［中］』、未來社（1986）
フィンリースン、J.G（村岡晋一訳）『ハーバーマス』、岩波書店（2007）

ボイスヴァート、R.D（藤井千春訳）『ジョン・デューイ　現代を問い直す』、晃洋書房（2015）

ホープ、T（児玉聡　赤林朗訳）『医療倫理』、岩波書店（2007）

ヤスパース、C（西丸四方訳）『精神病理学原論』、みすず書房（1971）

ヤスパース、C（山岸洋訳）『新・精神病理学総論』、学樹書院（2014）

ワイル、A（上野圭一訳）『癒す心、治る力』、角川書店（1995）

涌井貞美『図解・ベイズ統計「超」入門』、SBクリエイティブ（2013）

Abrams, D. & Weil, A., Integrative Oncology, Oxford University Press（2009）

Goldberg, B. Alternative Medicine, Celestial Arts（2002）

平成出版 について

本書を発行した平成出版は、基本的な出版ポリシーとして、自分の主張を知ってもらいたい人々、世の中の新しい動きに注目する人々、起業家や新ジャンルに挑戦する経営者、専門家、クリエイターの皆さまの味方でありたいと願っています。

代表・須田早は、あらゆる出版に関する職務（編集、営業、広告、総務、財務、印刷管理、経営、ライター、フリー編集者、カメラマン、プロデューサーなど）を経験してきました。そして、従来の出版の殻を打ち破ることが、未来の日本の繁栄につながると信じています。

志のある人を、広く世の中に知らしめるように、商業出版として新しい出版方式を実践しつつ「読者が求める本」を提供していきます。出版について、知りたい事やわからない事がありましたら、お気軽にメールをお寄せください。

book@syuppan.jp　平成出版　編集部一同

統合医療の哲学
ジャングルカンファレンス　理論編

平成29年（2017）10月17日　第1刷発行

著　者　小池　弘人
発行人　須田　早
発　行　平成出版 株式会社

〒104-0061 東京都中央区銀座7丁目13番5号
NRE G銀座ビル1階
マーケティング室／東京都渋谷区恵比寿南2丁目
TEL 03-3408-8300　FAX 03-3746-1588
平成出版ホームページ http://www.syuppan.jp
「スマホ文庫」ホームページ http://www.smaho.co.jp
メール: book@syuppan.jp

発　売　株式会社 星雲社
〒112-0005　東京都文京区水道1-3-30
TEL 03-3868-3275　FAX 03-3868-6588

編集協力／安田京祐、近藤里実
本文DTP／小山弘子
印刷／本郷印刷(株)

※定価(本体価格+消費税)は、表紙カバーに表示してあります。